1 漢方薬が高齢者に有効な理由
2 高齢者への漢方薬投与方法とその注意点
3 かぜ症候群
4 遷延したかぜ症候群
5 慢性閉塞性肺疾患（COPD）
6 嚥下性肺炎
7 非定型抗酸菌症
8 口内炎
9 口腔乾燥症
10 逆流性食道炎
11 食欲不振と胃炎
12 下痢と大腸炎
13 便秘
14 頭痛
15 眩暈
16 認知症に関連した陽性の BPSD 症状
17 認知症に関連した陰性の BPSD 症状
18 高血圧
19 貧血
20 腰痛
21 膝関節痛
22 上肢の疼痛
23 下肢の疼痛
24 打撲
25 血尿と尿路感染症
26 耳鳴り
27 慢性副鼻腔炎
28 老人性皮膚瘙痒症
29 褥瘡
30 化膿性皮膚炎
31 子宮脱
32 高齢者のための漢方薬服用法のコツ

高齢者プライマリケア

漢方薬ガイド

チーム医療で必ず役立つ56処方

● 著者 加藤士郎 筑波大学附属病院臨床教授

中山書店

【読者の方々へ】

本書は，内容の一部に医療用漢方製剤の承認外の記載が含まれています．医療用漢方製剤の使用に際しては，各製剤の最新の医薬品情報（添付文書）をご覧いただき，本書に記載された内容を診療に応用される場合には，十分な注意を払われることを要望いたします．

中山書店

はじめに

　近年、漢方薬への関心は、医師、薬剤師をはじめとする医療従事者、医療機関に通院されている患者さんのみならず、受診されていない一般の方々にまで広がり、これまでになく広範な層から注目されているという印象を受けています。漢方薬は体に優しく、ゆっくりと体質を改善してくれる、あるいは、通常の西洋医学的治療で改善しない症状を治療できる、などの声を聴くことが多くなりました。

　漢方薬は、人体の中枢神経や自律神経に作用することで、各臓器の微小循環をバランス良く改善して、結果的に人体の恒常性維持能力を高める効果があります。したがって、高齢者のように多臓器の機能が低下していることが多い方には、このような漢方薬の効果がきわめて有効に作用します。そのため、漢方薬を高齢者が服用し効果が得られると、元気だった5年前くらいの体力に回復することをしばしば経験いたします。

　高齢者に漢方薬を用いるときの最も大きな課題は、どの漢方を処方するかです。漢方薬は、症状、体質、体力などの要素を組み合わせた随証投与という方法を用い、疾患・症状に対して、まず3つほどの漢方薬の候補が挙げられますが、慣れないとなかなか1つに絞り難いことがあります。

　本書では、まず挙げられるこのファーストライン3処方の選択に重点を置き、典型的な症例を紹介し、適応症

状のデフォルメされたイラストを用いて3処方の違いを示すとともに、各処方の使用時期と期間をシェーマでビジュアルに解説しています。対象とした疾患は、高齢者で漢方薬を用いることが多い29疾患に絞り、実地診療でポケットに入れて活用できるものとしました。

本書は、医師、看護師、薬剤師などの医療従事者はもちろん、漢方に興味がある一般の方々にも理解できる内容となっていますので、是非ともご一読いただけましたら幸いです。

平成28年2月吉日

筑波大学附属病院臨床教授
野木病院副院長
加藤士郎

高齢者プライマリケア
漢方薬ガイド チーム医療で必ず役立つ56処方

目次

1 漢方薬が高齢者に有効な理由 ～西洋医学との比較で～ ………… 1

2 高齢者への漢方薬投与方法と薬物動態の特徴 ………… 7

呼吸器疾患

3 かぜ症候群 ………… 11

葛根湯①、麻黄附子細辛湯(127)、香蘇散(70)

4 遷延したかぜ症候群 ………… 17

パターンⅠ：補中益気湯㊶、小柴胡湯⑨、柴胡桂枝湯⑩
パターンⅡ：麦門冬湯㉙、清肺湯(90)、麻杏甘石湯(55)

5 慢性閉塞性肺疾患（COPD） ………… 30

補中益気湯㊶、清肺湯(90)、麦門冬湯㉙

6 嚥下性肺炎 ………… 37

半夏厚朴湯⑯、六君子湯㊸、大建中湯(100)

7 非定型抗酸菌症 ………… 44

補中益気湯㊶、十全大補湯㊽、人参養栄湯(108)

口腔疾患

8 口内炎 ………… 50

温清飲(57)、黄連解毒湯⑮、半夏瀉心湯⑭

9 口腔乾燥症 ………… 56

六味丸(87)、麦門冬湯㉙、五苓散⑰

食道疾患

10 逆流性食道炎 ………… 62

半夏厚朴湯⑯、茯苓飲合半夏厚朴湯(116)、六君子湯㊸

胃腸疾患

11 食欲不振と胃炎 ………… 68

六君子湯㊸、補中益気湯㊶、平胃散(79)

12 下痢と大腸炎 …… 75
真武湯㉚、桂枝加芍薬湯(60)、大建中湯(100)
13 便秘 …… 83
大黄甘草湯(84)、潤腸湯(51)、調胃承気湯(74)

精神神経疾患

14 頭痛 …… 91
呉茱萸湯㉛、葛根湯①、釣藤散㊼
15 眩暈 …… 98
半夏白朮天麻湯㊲、苓桂朮甘湯㊴、五苓散⑰
16 認知症に関連した陽性のBPSD症状 …… 105
抑肝散(54)、大黄甘草湯(84)、黄連解毒湯⑮
17 認知症に関連した陰性のBPSD症状 …… 113
補中益気湯㊶、六君子湯㊸、半夏厚朴湯⑯

循環器疾患

18 高血圧 …… 120
桂枝茯苓丸㉕、桃核承気湯(61)、釣藤散㊼

血液疾患

19 貧血 …… 126
十全大補湯㊽、加味帰脾湯(137)、当帰芍薬散㉓

整形外科疾患

20 腰痛 …… 134
八味地黄丸⑦、五苓散⑰、桂枝茯苓丸㉕
21 膝関節痛 …… 141
防已黄耆湯⑳、麻杏薏甘湯(78)、大防風湯(97)
22 上肢の疼痛 …… 147
桂枝加朮附湯⑱、葛根湯①、桂枝茯苓丸㉕
23 下肢の疼痛 …… 152
牛車腎気丸(107)、疎経活血湯(53)、五積散(63)
24 打撲 …… 157
治打撲一方(89)、桂枝茯苓丸㉕、葛根湯①

泌尿器疾患

25 血尿と尿路感染症 — 162
猪苓湯㊵、五淋散㊷、猪苓湯合四物湯⑫

耳鼻咽喉科疾患

26 耳鳴り — 168
柴苓湯⑭、釣藤散㊼、牛車腎気丸⑩

27 慢性副鼻腔炎 — 173
葛根湯加川芎辛夷②、辛夷清肺湯⑩、荊芥連翹湯㊿

皮膚科疾患

28 老人性皮膚瘙痒症 — 179
当帰飲子㊆、加味帰脾湯⑰、人参養栄湯⑩

29 褥瘡 — 185
十全大補湯㊽、加味帰脾湯⑰、人参養栄湯⑩

30 化膿性皮膚炎 — 191
十味敗毒湯⑥、消風散㉒、排膿散及湯⑫

婦人科疾患

31 子宮脱 — 197
補中益気湯㊹、十全大補湯㊽、清心蓮子飲⑪

32 高齢者のための漢方薬服用法のコツ — 203

まとめ — 206

必ず役立つ56処方の効能・効果 — 209

索引 — 219

本書では漢方製剤名に識別番号を付しています．漢方製剤の識別番号は製薬会社にほぼ共通で，本書では株式会社ツムラの医療用漢方製剤の製品番号に準じています．

1 漢方薬が高齢者に有効な理由
～西洋医学との比較で～

超高齢社会と漢方

　日本は超高齢社会に入っているが、そのことを本当に身近に実感している人たちは意外に少ないと思われる。一般的に感じられるのは、いつの間にか病院の外来に高齢者が多く受診するようになったり、街に高齢者のための介護施設が目立つようになってきたという程度のものであろう。

　では、一般的に生活している人が、どのような場合に本格的な超高齢社会が到来しているのかを感じるかというと、身内に介護保険でいうところの要支援者や要介護者が加わってきたときであると考えられる。このレベルにまでADL（日常生活動作）が低下した高齢者が身内にいると、程度の差はあるものの、通常のクリニックや病院の受診以外に、在宅支援診療所やリハビリテーション、介護を積極的に行う施設を利用することになり、その機会も急に増えていく。このときに初めて、これら高齢者を支援する諸施設をいかに多くの人々が利用しているかということに急に気づくこととなる。さらにもう一つ実感するのは、一人の高齢者を支えるのに、いかに多職種の人々が関与していなければならないかということについてである。

　高齢者の主な医学的問題点は、
1）認知症に関すること

2) ロコモティブ（運動器）症候群に関すること
  3) 複数の内科疾患を有すること

 などが挙げられる。これらの問題は、加齢現象などの要因が関与するため、西洋医学的治療のみでは解決されないことが多い。このようなときに漢方薬を投与したり、東洋医学的見地に立った生活指導、さらに積極的なリハビリテーションを行うことで、患者さんの体のバランスを回復し、再び元気な日常生活を送れるようになることをしばしば経験する。

 このような視点から、高齢者、とくに老人症候群の症状が著明に出現する75歳以上の高齢者の診療と健康管理のために、本書では、高齢者医療に欠くことができない「チーム医療」を強く意識して、医師のみならず、薬剤師、看護師、理学療法士、介護士にも共通して理解し得る内容とした。

 漢方医学は、高齢者の治療や健康管理を行うスタッフのみならず、広く一般の方々にも大変興味がもたれている分野である。したがって患者さん本人はもちろんのこと、患者さんの家族ともコミュニケーションを得るうえで大変重要な手段となり得ると考えられる。

漢方は全人的にとらえる

 高齢者の診療は、よく総合的な臨床力が必要であるといわれる。それは、高齢者は一般に、同時に複数の臓器に疾患をもつ、老年症候群（Geriatric Syndrome）という状態になることが多いからである。

 たとえば80歳の男性がいて、この人が眼には白内障、腰に腰痛症、下肢に脱力感、冷え、しびれがあり、少し

動作が鈍くなり、夜間の頻尿、さらに軽い高血圧があったとする。この人が通常の西洋医学的な診察を受けると、内科、眼科、整形外科、泌尿器科など少なくとも4科を回ることとなる。しかも、結果的に7～8種類もの薬を内服することとなる。また問題となるのは、どの科の医師に診療の主導性をもたせて診療を進めていくかで、それが大変重要な要素となる。

このようなケースで、たとえば西洋医学的な診療能力のみならず、漢方医学的な全人的診療能力ももった総合臨床医がこの人を診察すると、処方するのは高血圧の薬と八味地黄丸（ハチミジオウガン）ぐらいであり、あとは漢方医学でよく行う生活指導をするだけである。この生活指導の内容は、冷たい飲み物、緑茶、コーヒーなどの飲み物を避け、食事は和食、とくに温野菜などをよく食べ、生姜入りの紅茶、ほうじ茶、番茶などをよく飲み、体を冷やさないこと。食事や飲み物以外にも、腹巻き、カイロなどの道具を用いてさらに体を温めることなどである。そして症状が少し緩和したら、運動療法などを勧めるような治療となる。

加齢現象や人体のバランスを考慮した処方

さらに漢方医学には、西洋医学にはない加齢現象に対する知識が豊富にある。この80歳男性が整形外科を受診し、腰椎のX線写真やMRIを撮影し、腰椎の変化は加齢相応の変化のみであったとする。泌尿器科を受診し、前立腺の検査をしたところ、前立腺肥大はあまり認められなかったとする。このような結果が得られたときには、この80歳男性はp.5のような診察結果が考えられ、これらの症状は、西洋医学的には扱いにくいものが

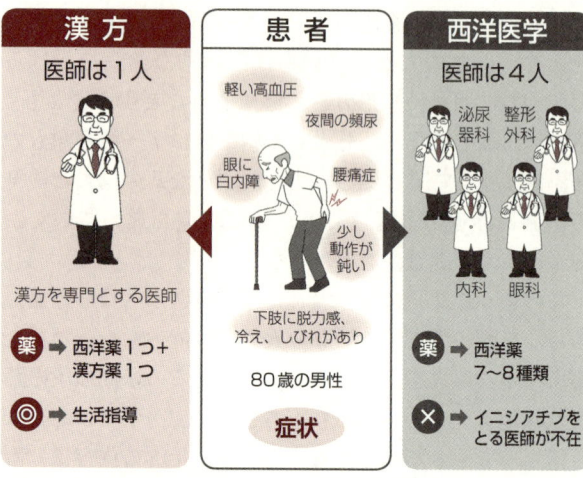

西洋医学＋漢方　診療のメリット

西洋医学と漢方医学の知識を併せた診療を受ける場合の、患者側からみたメリット

❶ いくつもの診療科にかかる必要性がなくなる可能性がある。
❷ いくつもの内服薬を飲む必要性がなくなる可能性がある。
❸ 医療費が削減される可能性がある。
❹ 西洋医学にはない日常生活の指導を受けることができるようになり、冷えやしびれなどの西洋医学では苦手な臨床症状にも対応してもらうことが可能になる。

多いが、漢方医学では対応可能である。

　このような内容から、漢方医学を理解できれば、高齢者の臨床症状が加齢現象や特有な体質から起きているのか、現在罹患している疾患から起こっているのかを鑑別し得る診療能力が備わることとなる。これらの現状を考

診察結果

起こっている症状で、さらに早期の白内障であれば	八味地黄丸 ❼
高齢者の易疲労性、気力低下、食欲不振のみならず、かぜ引き体質、さらには夏バテ予防など	補中益気湯 ㊶
咳嗽のみならず、高齢者に多いドライマウス、ドライアイ、さらには皮膚の乾燥症状に	麦門冬湯 ㉙
食欲不振や胃部の不快な症状のみならず、冷え症状やうつ傾向など	六君子湯 ㊸

慮すると、高齢者の診療には、西洋医学的な総合診療能力と漢方のような加齢現象や人体のバランスを大切にする診療方法が大切であることは十分理解し得るものと考えられる。

漢方治療での改善をめざして

　本書では、高齢者に多い疾患を臓器別に整理し、その中で漢方治療が西洋医学的治療より有効、あるいは、西洋医学的治療と漢方治療の併用が有効なものを挙げる。そして具体的な漢方方剤について解説する。具体的な漢方方剤数は制限し、なるべく複数の臓器疾患に使用できる漢方方剤を優先的に記述する。

　本書の構成内容は、総論2項目と疾患・症状別各論29項目、それに「漢方薬服用法のコツ」を合わせて32項目で構成する。各疾患で挙げる処方数はファーストラインとして3処方、セカンドラインとして3処方を目安

とし、イラストなどを挿入し、医師以外にも、看護師、介護士、理学療法士、薬剤師、事務系職員にも理解し得る実践的なマニュアル本にすることを目的とする。

　このマニュアル本を用いることにより、西洋医学的治療では改善し難い高齢者疾患を、漢方治療で改善することをめざした。

2 高齢者への漢方薬投与方法と薬物動態の特徴

副作用と相互作用の注意

　高齢者への薬物投与は、漢方薬に限らず、当然西洋薬でも多剤を投与したときには副作用が出現しやすいのが特徴である。日本老年医学会などでも、80歳以上の人に6剤以上の薬剤を投与したときには、11.6％程度に副作用が出るおそれがあることを警告している。したがって漢方薬を投与するときにも、とくに慢性的に投与する際には、併用の西洋薬との組み合わせを考慮することが重要になる。

　具体的には、**麻黄剤とキサンチン製剤やエフェドリン製剤の併用、附子剤と強心剤の併用、甘草が多い漢方薬と利尿剤との併用、大黄剤と下剤の併用**など、薬剤効果が強い漢方薬と西洋薬との組み合わせとなるときには、相乗効果には十分注意することが重要となる。ただし漢方薬全体から考えると、頻度的にはあまり多くはない。

　漢方薬は、ごく特殊な処方を除き最低2種類以上の生薬から構成されているところに特徴がある。したがって西洋薬がシングルファーマシーを特徴としているのに対し、漢方薬はポリファーマシーを特徴としている。そのため漢方薬の構成生薬には常に注意を払う必要性があり、麻黄、附子、黄芩、茯苓、甘草、大黄などの生薬が多く含まれているのかをチェックすることが重要になる。

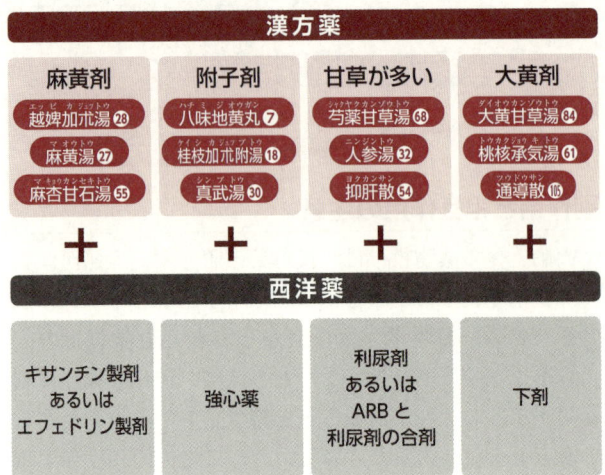

投薬の鉄則

投与期間としては、漢方薬を1か月間投与して少しも臨床症状が改善しないときには、別の漢方薬に変更したり、中止したりすることも考慮に入れるべきである。

さらに、症状が改善して久しくなったときには、でき

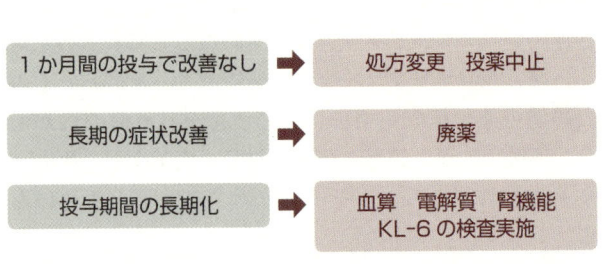

るだけ早く廃薬も考えるべきである。投与期間が長期化したときには、血算、電解質、腎機能、肝機能、KL-6などの検査は定期的に行うべきである。

しかしながら、従来からいわれている食前や食間投与は、厳密に守らなくとも効果が著しく低下することは少ない。

投与量の注意

漢方薬の投与量も、体重50kg以下の人では、通常成人に1日7.5gを投与する必要性のあるものは5gで十分である。同様に通常成人に1日9gを投与する必要性のあるときには6g、1日10.5gを投与する必要性のあるときには7gで十分である。

投与時間帯の考慮

また夜間の頻尿や朝方の腰痛や下半身の冷えに悩まされているような人に八味地黄丸を投与するときには、夜寝る前に1包2.5gを投与することで十分に症状が改善されることもある。このように、臨床症状が出現する時間帯を考慮した投与方法も重要となる。

急性疾患に対する治療の鉄則

急性疾患に対する漢方薬の投与方法は、通常の成人以上に急性期と亜急性期の投与方法が重要となる。

呼吸器疾患を例に挙げると、ウイルスによるかぜ症候群では、高齢者では通常の成人以上にできるだけ早期に投与したほうが治りがよい。また3日間経過して症状が改善しないときには、肺炎の合併の可能性もあるので胸

部X線写真や採血検査が必要となることが多い。高齢者では、判断を誤ると、通常成人よりも簡単に重症化しやすい特徴がある。

　急性胃腸炎でも、早期投与により症状が改善することが多い。さらにかぜ症候群でも急性胃腸炎でも、高齢者は脱水しやすいので経口や点滴による水分補給が重要となる。

　以上が高齢者に漢方薬を投与するときの留意すべき点である。

呼吸器疾患

3 かぜ症候群

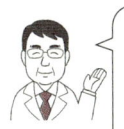
- ファーストラインの3処方!!
  ⇒ 葛根湯①、麻黄附子細辛湯⑫、香蘇散⑰
- 日頃の体力、性差、食欲の有無などで使い分けよう!

高齢者のかぜ症候群の特徴

- 高齢者の急性呼吸器感染症は、ウイルスや細菌などが原因で発症するが、基本的には、まず原因の検索が第一となる。細菌、マイコプラズマ、クラミジア、レジオネラ、インフルエンザなど原因が明確に判断し得るときには、原因菌に合った抗菌薬や抗ウイルス薬を投与することで治療できる。
- ただし、急性呼吸器感染症の原因として最も多いかぜ症候群では、8〜9割の原因はウイルス感染症である。かぜ症候群の原因となるウイルスは一説には200種類以上ともいわれ、西洋医学的治療のみでは、対処が難しいことが多く、漢方薬の良い適応となる。

ファーストラインとセカンドライン

ファーストライン

- 高齢者のかぜ症候群治療にファーストラインとして使用したい3処方は葛根湯①、麻黄附子細辛湯⑫、香

蘇散⑦。日頃の体力、性差、食欲の有無などが使いこなしのポイントとなる。
- これらを最初に使用したい一番の理由は、高齢者がかぜに罹患したときに適応となる率が私の経験上、大変多いからである。この3処方でかぜ症候群を治療した場合、自験例200症例以上で解析しても治癒率が80％を上回る[1]。そのため症状別にこの3処方をファーストラインとして使用する。また副作用がほとんどないのも大きな理由である。

セカンドライン

- セカンドラインとしては、**麻黄湯**㉗、**真武湯**㉚、**小青竜湯**⑲の3処方が挙げられる。

1) 加藤士郎ほか. 漢方非専門医を対象とした高齢者のかぜ症候群に対する漢方治療マニュアルの有効性. 漢方医学 2015；39：65-7.

症例

患者	：74歳、男性、会社役員。
主訴	：寒気、頭痛、頸と肩のこり。
既往歴	：高血圧と高脂血症で食事療法と内服療法中。
現病歴	：午前中は会社で普通に働いていたが、午後から急に寒け、頭痛、頸と肩のこりを感じた。そのため近くのクリニックを受診する。
現症	：身長172 cm、体重70 kg、貧血(−)、黄疸(−)、浮腫(−)、血圧 134/68 mmHg、脈84/分、整、脈が良好に触れる。胸部や腹部の理学的所見に異常なし。
治療	：感冒の診断で、葛根湯 7.5 g/日をお湯に溶かして内服、さらに温かいうどんを食べ自宅で寝ていた。すると翌日にはすっかり元気になった。

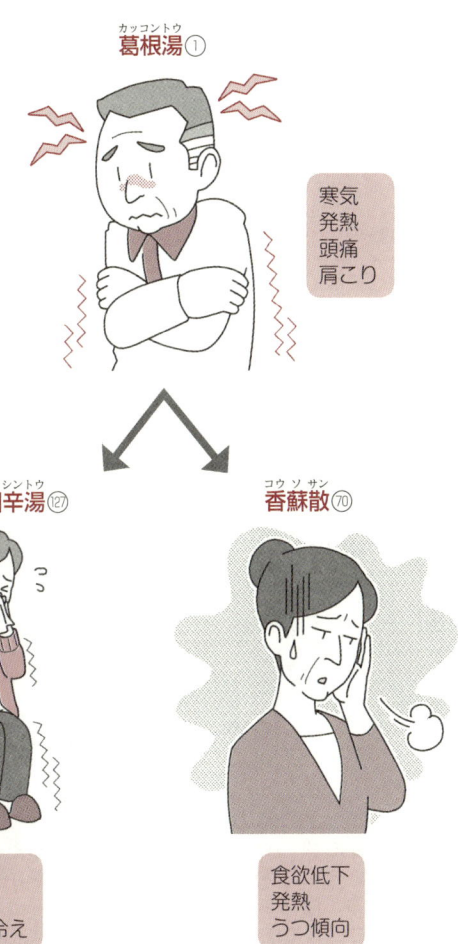

[かぜ症候群]
ファーストラインと使いこなしのポイント

[かぜ症候群]
漢方治療の実際

	ファーストライン	
構成生薬	**葛根湯 ①** (カッコントウ) 葛根（カッコン）、大棗（タイソウ）、麻黄（マオウ）、甘草（カンゾウ）、桂皮（ケイヒ）、芍薬（シャクヤク）、生姜（ショウキョウ）	**麻黄附子細辛湯 127** (マオウブシサイシントウ) 麻黄（マオウ）、細辛（サイシン）、附子末（ブシマツ）
症状と使用目標	かぜになる前には、十分に食事をとれている。 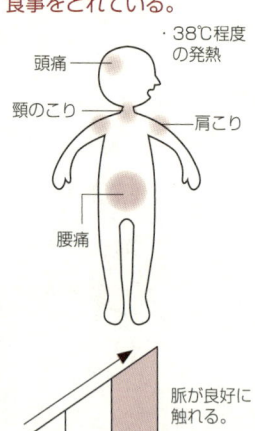 ・38℃程度の発熱／頭痛／顎のこり／肩こり／腰痛 脈が良好に触れる。 弱　強 ● 日頃から十分に食事がとれており、かぜに罹患したときに発熱、頭痛、肩こり、腰痛などがあり、脈が良好に触れる人が適応になる。	日頃から鼻づまりや下半身の冷えを訴えることが多い。 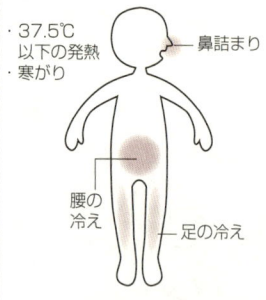 ・37.5℃以下の発熱／・寒がり／鼻詰まり／腰の冷え／足の冷え 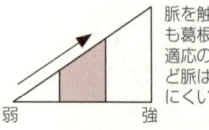脈を触れても葛根湯の適応の人ほど脈は触れにくい。 弱　強 ● 日頃から足・腰が冷えたり、寒がりである。かぜに罹患したときに、鼻水より鼻閉が強く、下半身の冷えを訴えることが多い人が適応になる。 ● 脈は葛根湯が適応の人より触れにくい。 ● 体温は、37.5℃以下のことが多い。

14　呼吸器疾患

	ファーストライン	セカンドライン
構成生薬	**香蘇散⑦**（コウソサン） 香附子（コウブシ）、陳皮（チンピ）、蘇葉（ソヨウ）、甘草（カンゾウ）、生姜（ショウキョウ）	**麻黄湯㉗**（マオウトウ） 杏仁（キョウニン）、麻黄（マオウ）、桂皮（ケイヒ）、甘草（カンゾウ） ● 葛根湯適応の人で、38.5℃以上の発熱が急激に起こり、咽頭痛や関節痛が見られる人が適応となる。
症状と使用目標	**女性にやや多く適応者がみられる。** ・食欲も少し低下気味 ・日頃からやや元気がない ・発熱 ・胃が弱い 脈はやや触れにくい 弱　　　強 ● 日頃から元気がなく、食欲が低下気味の人が適応になる。 ● 脈は麻黄附子細辛湯と同様、葛根湯が適応の人より触れにくい。	**真武湯㉚**（シンブトウ） 茯苓（ブクリョウ）、芍薬（シャクヤク）、蒼朮（ソウジュツ）、生姜（ショウキョウ）、附子末（ブシマツ） ● 日頃から冷え性気味で、やや胃腸が弱く、かぜに罹患したとき、発熱、頭痛、咳などはあまりなく、すぐに下痢気味になる人が適応となる。 **小青竜湯⑲**（ショウセイリュウトウ） 半夏（ハンゲ）、甘草（カンゾウ）、桂皮（ケイヒ）、五味子（ゴミシ）、細辛（サイシン）、芍薬（シャクヤク）、麻黄（マオウ）、乾姜（カンキョウ） ● 日頃から体力は歳相応であり、かぜに罹患したときに鼻水が多く出て、やや冷え性の傾向がある。 ● 脈は普通よりやや弱い人が適応となる。

3. かぜ症候群

［かぜ症候群］
各処方の使用時期と期間

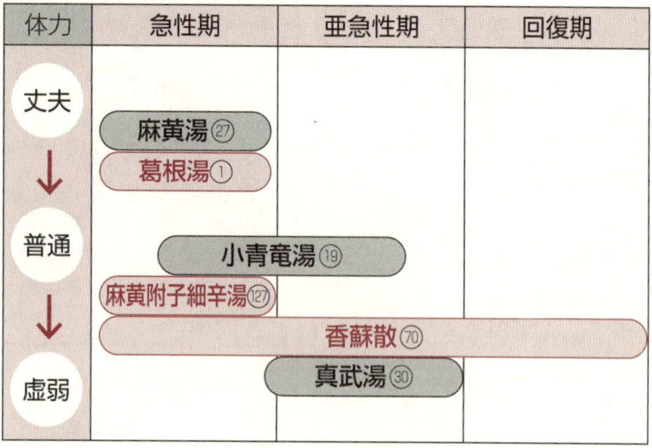
体力
急性期
亜急性期
回復期
丈夫
普通
虚弱
麻黄湯㉗
葛根湯①
小青竜湯⑲
麻黄附子細辛湯(127)
香蘇散(70)
真武湯㉚

- **麻黄湯**、**葛根湯**、**麻黄附子細辛湯**は麻黄が入っているため症状改善後はただちに中止すべきである。
- **小青竜湯**も麻黄剤だが、高齢者の場合、鼻水症状の出現がやや遅れ、逆に成人や若い人と比較してやや長引くこともあり、上記の３処方が３日間程度の投与に対して、**小青竜湯**は５日程度の投与になることが多い。
- また高齢者に特徴的なことは、呼吸器症状があまりなく、下痢が続き、しかも下痢はかぜに罹患後３～４日して突然に起こることが多く、**真武湯**の投与期間は７～10日となることが多い。
- **香蘇散**は、これも高齢者に特徴的で、かぜが治癒しても継続して飲みたがる人が意外に多く、連用することで食欲不振やうつ症状が改善することがしばしばみられる。

呼吸器疾患

4 遷延したかぜ症候群

遷延したかぜ症候群の特徴

- 「3. かぜ症候群」で解説した急性期のかぜ症候群を漢方薬で治療すると、80％の症例は治癒する。しかし残り20％の症例は症状が遷延することが多い。この遷延した臨床症状は、大きく分けて2つの症状に分類される。

  パターンⅠ：微熱、全身倦怠感、食欲不振を主に訴えるとき
  パターンⅡ：咳や痰を主に訴えるとき

- 遷延したかぜ症候群の治療はパターンⅠとパターンⅡに分け、さらにそれぞれのファーストライン、セカンドラインで使用する漢方薬を選択し投与することになる。
- 自験例ではこの治療方法によって遷延したかぜ症候群の60〜70％は2週間以内には治癒する。

遷延したかぜ症候群 パターンⅠ

全身倦怠感、食欲不振、微熱、頭痛、眩暈

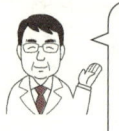

- ファーストラインの3処方!!
  ⇒**補中益気湯**㊶、**小柴胡湯**⑨、**柴胡桂枝湯**⑩
- 気力、体力、食欲、頭痛やのぼせなどの自律神経症状の有無などで使い分けよう!

ファーストラインとセカンドライン

ファーストライン

- パターンⅠのファーストラインで使用したい3処方は、**補中益気湯**㊶、**小柴胡湯**⑨、**柴胡桂枝湯**⑩。
- 気力、体力、食欲、頭痛やのぼせなどの自律神経症状の有無などが使いこなしのポイントとなる。
- これらの漢方薬は柴胡剤というグループであり、柴胡という生薬が入ることで気分を改善したり、解熱効果を生じる。柴胡に黄芩という生薬が組み合わさると、この効果が増強する。
- **補中益気湯**には人参、黄耆という生薬が入っているため体力を改善する効果もある。
- これらを使用することで、かぜ症候群が遷延したことによる気力低下、全身倦怠感、微熱、食欲不振、自律神経失調症状を改善することを目的とする。

セカンドライン

- セカンドラインとしては、**六君子湯**㊸、**十全大補湯**㊽、**人参養栄湯**⑩⑧の3処方が挙げられる。

症例

患者 ：71歳、男性、自営業。
主訴 ：全身倦怠感、微熱、食欲不振。
既往歴：高血圧と糖尿病で食事療法と内服療法中。
現病歴：7日前から感冒に罹患し、咳と痰は改善したものの、その後全身倦怠感、微熱、食欲不振が残ってしまった。
現症 ：身長168 cm、体重64 kg、貧血(-)、黄疸(-)、浮腫(-)、血圧114/68 mmHg、脈71/分、整、やや緊張低下。全身の皮膚はやや乾燥傾向にあった。胸部と腹部の理学的所見に異常はなかった。
治療 ：補中益気湯 7.5 g/日を投与したところ、4日目には微熱と全身倦怠感は改善し、6日目には食欲も改善、7日目には投薬も中止することができた。

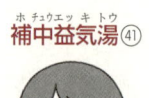
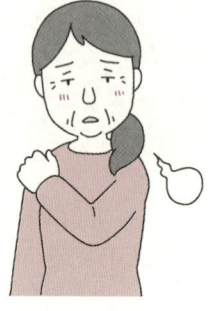

全身倦怠感
微熱
食欲不振

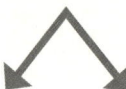
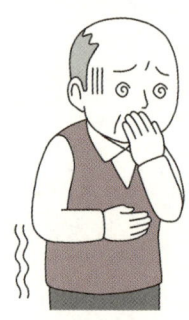
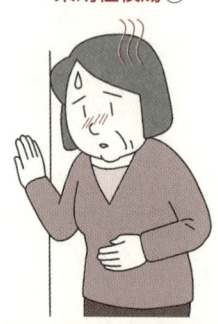

全身倦怠感
微熱

全身倦怠感、微熱、頭痛、のぼせ、動悸、汗など自律神経症状が目立つ

[パターンⅠ] 全身倦怠感、食欲不振、微熱、頭痛、眩暈
ファーストラインと使いこなしのポイント

20　呼吸器疾患

[パターンⅠ] 全身倦怠感、食欲不振、微熱、頭痛、眩暈
漢方治療の実際

	ファーストライン	
	補中益気湯 ㊹ (ホチュウエッキトウ)	**小柴胡湯 ⑨** (ショウサイコトウ)
構成生薬	黄耆(オウギ)、蒼朮(ソウジュツ)、人参(ニンジン)、当帰(トウキ)、柴胡(サイコ)、大棗(タイソウ)、陳皮(チンピ)、甘草(カンゾウ)、升麻(ショウマ)、生姜(ショウキョウ)	柴胡(サイコ)、半夏(ハンゲ)、黄芩(オウゴン)、大棗(タイソウ)、人参(ニンジン)、甘草(カンゾウ)、生姜(ショウキョウ)
症状と使用目標	微熱が残っている。かぜになり、体力が低下している。 ・食べ物の味をおいしく感じない ・微熱があり、気分が低下している ・胃に違和感があり、食欲不振がある ・皮膚が乾燥している ・全身倦怠感 ● もともと胃腸が弱く、体力にあまり自信がなかったが、かぜが長引いて微熱が続き、食欲が低下、全身のだるさが強くなり、うつ傾向になってくる。	微熱が残っている。かぜになっても比較的体力は残っている。 ・微熱 ・口が苦い、粘る ・全身倦怠感 ・やや胃がもたれ、食欲不振がある ● かぜが長引いて微熱が続く。 ● 口の中が苦く、やや粘った感じがある。 ● 食欲があまり出ず、全身がだるい感じがする。

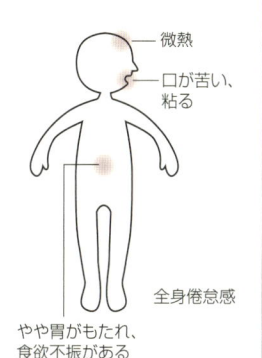

4. 遷延したかぜ症候群（パターンⅠ）

	ファーストライン	セカンドライン
構成生薬	**柴胡桂枝湯⑩**（サイコケイシトウ） 柴胡（サイコ）、半夏（ハンゲ）、黄芩（オウゴン）、甘草（カンゾウ）、桂皮（ケイヒ）、芍薬（シャクヤク）、大棗（タイソウ）、人参（ニンジン）、生姜（ショウキョウ）	**六君子湯㊸**（リックンシトウ） 蒼朮（ソウジュツ）、人参（ニンジン）、半夏（ハンゲ）、茯苓（ブクリョウ）、大棗（タイソウ）、陳皮（チンピ）、甘草（カンゾウ）、生姜（ショウキョウ） ● 微熱は残っていない。 ● かぜが長引いて、微熱などの症状はないが、体力が低下するとともに食欲不振や胃もたれなどの消化器症状が目立つ。
症状と使用目標	微熱が残っている。 かぜになり、やや体力が低下している。 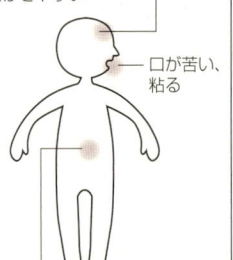 ● かぜが長引いて微熱が続く。 ● 口の中が苦く、やや粘った感じがある。 ● 食欲があまり出ず、全身がだるい感じがする。 ● 頭痛、のぼせ、動悸、上半身に汗が出やすい。	**十全大補湯㊽**（ジュウゼンタイホトウ） 黄耆（オウギ）、桂皮（ケイヒ）、地黄（ジオウ）、芍薬（シャクヤク）、川芎（センキュウ）、蒼朮（ソウジュツ）、当帰（トウキ）、人参（ニンジン）、茯苓（ブクリョウ）、甘草（カンゾウ） ● 微熱は残っていない。 ● かぜが長引いて体力が低下するとともに脱水傾向となり、皮膚が乾燥して元気がなくなり、食欲も低下している。 **人参養栄湯108**（ニンジンヨウエイトウ） 地黄（ジオウ）、当帰（トウキ）、白朮（ビャクジュツ）、茯苓（ブクリョウ）、人参（ニンジン）、桂皮（ケイシ）、遠志（オンジ）、芍薬（シャクヤク）、陳皮（チンピ）、黄耆（オウギ）、甘草（カンゾウ）、五味子（ゴミシ） ● 微熱は残っていない。 ● かぜが長引いて体力が低下して脱水傾向となり、皮膚が乾燥するとともに、咳・痰・不眠などを訴える。

[パターンⅠ] 全身倦怠感、食欲不振、微熱、頭痛、眩暈
各処方の使用時期と期間

体力	急性期	亜急性期	回復期
丈夫 ↓ 普通 ↓ 虚弱		小柴胡湯⑨ 柴胡桂枝湯⑩ 補中益気湯㊶ 六君子湯㊸ 十全大補湯㊽ 人参養栄湯⑩⑧	六君子湯㊸ 十全大補湯㊽ 人参養栄湯⑩⑧

- **小柴胡湯**、**柴胡桂枝湯**、**補中益気湯**は柴胡剤である。
- **小柴胡湯**と**柴胡桂枝湯**は柴胡と黄芩が組み合わされており、比較的はっきりとした抗炎症効果がある。体力中等度以上の人に用いる。
- **補中益気湯**は柴胡剤であるとともに、人参、黄耆が入ることで抗炎症効果はやや弱いものの体力回復の効果があるため、比較的体力の低下した人に用いる。
- **六君子湯**は、体力が低下して食欲不振を訴える人に効果がある。
- **十全大補湯**と**人参養栄湯**は、かぜ症候群によって体力が低下し、脱水傾向となり皮膚が乾燥し元気がなくなった人に効果がある。このとき咳・痰・不眠などがあるときには**人参養栄湯**が有効であり、投与期間は比較的長くなることが多い。

遷延したかぜ症候群 **パターンⅡ**
咳や痰が続いている

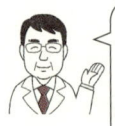

- ファーストラインの３処方!!
  ⇒ **麦門冬湯**㉙、**清肺湯**㉚、**麻杏甘石湯**㉟
- 体力、咳と痰の性状、皮膚・喉の乾燥感、呼吸困難の有無などで使い分けよう！

ファーストラインとセカンドライン

ファーストライン

- パターンⅡのファーストラインで使用したい３処方は、**麦門冬湯**㉙、**清肺湯**㉚、**麻杏甘石湯**㉟。
- 体力、咳と痰の性状、呼吸困難の有無などが使いこなしのポイントになる。
- **麦門冬湯**は喉に乾燥感とイガイガを感じ、痰の少ないときに使用。
- **清肺湯**はゴホゴホと咳と痰が出るときに使用。
- **麻杏甘石湯**はゲボゲボと強い咳や痰が出て、多少なりとも呼吸困難を感じるときに使用。

セカンドライン

- セカンドラインとしては、**竹筎温胆湯**㉛、**滋陰至宝湯**㉜、**滋陰降火湯**㉝の３処方が挙げられる。

症例

患者 ：67歳、男性、農業。
主訴 ：少量の痰を伴う咳嗽、喉の乾燥感、皮膚の乾燥感。

既往歴：高血圧と慢性胃炎で内服治療中。
現病歴：1週間前に感冒に罹患し、発熱、咳、痰をきたした。3～4日経過を観察していたところ、発熱や痰は改善してきたものの、喉の乾燥感を伴う空咳が残り、次第に強くなり、皮膚の乾燥感も感じるようになってきた。
現症：身長171 cm、体重69 kg、貧血(−)、黄疸(−)、浮腫(−)、血圧136/64 mmHg、脈68/分、整。全身の皮膚が乾燥傾向にあった。胸部や腹部の理学的所見には異常はなかった。
治療：麦門冬湯9 g/日を投与したところ、3日目から咳は改善し、5日目から喉や皮膚の乾燥感も改善し、7日目には投薬も中止し得た。

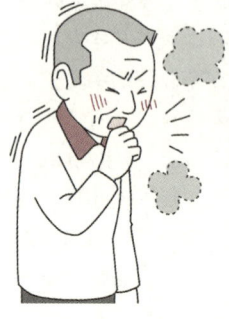

麦門冬湯㉙
バクモンドウトウ

乾燥性の咳嗽
喉の乾燥感
皮膚の乾燥感

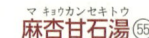

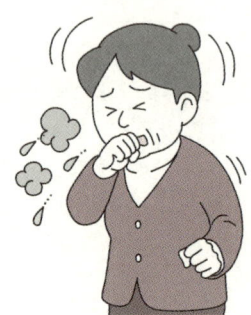

清肺湯㊆
セイハイトウ

喀痰の多い咳嗽
痰が切れにくい

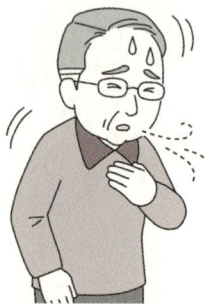

麻杏甘石湯㊿
マ キョウカンセキトウ

喘息発作のような強い咳
呼吸困難を伴う

［パターンⅡ］咳や痰が続いている
ファーストラインと使いこなしのポイント

[パターンⅡ] 咳や痰が続いている
漢方治療の実際

	ファーストライン	
	麦門冬湯㉙（バクモンドウトウ）	**清肺湯㉚**（セイハイトウ）
構成生薬	麦門冬（バクモンドウ）、半夏（ハンゲ）、粳米（コウベイ）、大棗（タイソウ）、人参（ニンジン）、甘草（カンゾウ）	当帰（トウキ）、麦門冬（バクモンドウ）、茯苓（ブクリョウ）、黄芩（オウゴン）、桔梗（キキョウ）、杏仁（アンニン）、山梔子（サンシシ）、桑白皮（ソウハクヒ）、大棗（タイソウ）、陳皮（チンピ）、竹筎（チクジョ）、天門冬（テンモンドウ）、貝母（バイモ）、甘草（カンゾウ）、生姜（ショウキョウ）、五味子（ゴミシ）
症状と使用目標	かぜになって乾燥性咳嗽がある。 喉に乾燥感とイガイガがあり乾いている コホコホと乾いた咳が続く 胃のあたりに抵抗感や違和感がある 皮膚の乾燥感 ● かぜになって、あるいはかぜが長引いて乾燥性咳嗽ないしは、少量の痰を伴う咳が残っている。	かぜになって喀痰の多い咳嗽がある。 ゴボゴボと痰がからむ咳をする 喉に熱感や痛みがある 胃のあたりに抵抗感がある ● かぜになって、あるいはかぜが長引いて喀痰の多い咳が残っている。 ● 体温は、37.5℃以下のことが多い。

4. 遷延したかぜ症候群

ファーストライン

麻杏甘石湯（マキョウカンセキトウ）(55)

構成生薬

石膏（セッコウ）、杏仁（キョウニン）、麻黄（マオウ）、甘草（カンゾウ）

症状と使用目標

かぜになって喘息を伴うような激しい咳がある。

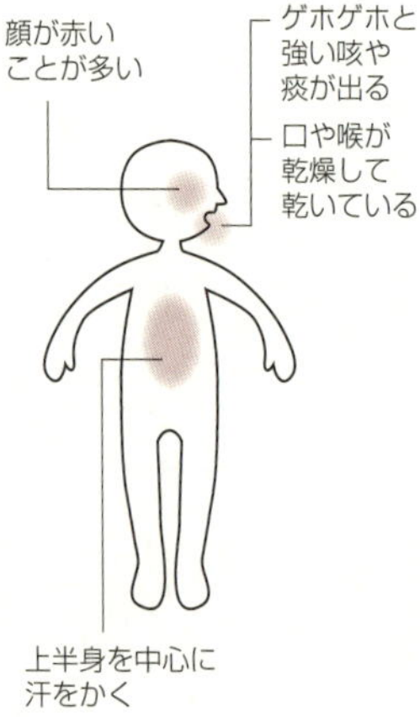
顔が赤いことが多い
ゲホゲホと強い咳や痰が出る
口や喉が乾燥して乾いている
上半身を中心に汗をかく

- かぜになって、あるいはかぜが長引いて喘息を伴うような激しい咳が残っている。

セカンドライン

竹筎温胆湯（チクジョウンタントウ）(91)

半夏（ハンゲ）、柴胡（サイコ）、麦門冬（バクモンドウ）、茯苓（ブクリョウ）、竹筎（チクジョ）、枳実（キジツ）、香附子（コウブシ）、陳皮（チンピ）、桔梗（キキョウ）、甘草（カンゾウ）、人参（ニンジン）、黄連（オウレン）、生姜（ショウキョウ）

- かぜになって咳・痰・微熱が続き安眠できない。
- かぜになって弱々しい咳や痰が続き、微熱があり、全身倦怠感、食欲不振、不眠などを訴える。

滋陰至宝湯（ジインシホウトウ）(92)

香附子（コウブシ）、柴胡（サイコ）、芍薬（シャクヤク）、知母（チモ）、陳皮（チンピ）、当帰（トウキ）、麦門冬（バクモンドウ）、白朮（ビャクジュツ）、茯苓（ブクリョウ）、地骨皮（ジコッピ）、貝母（バイモ）、薄荷（ハッカ）、甘草（カンゾウ）

- かぜになって咳・痰が続きうつ傾向やイライラがある。
- かぜになって弱々しい咳や痰が続き、うつ傾向、イライラ、全身倦怠感、食欲不振などを訴える。
- 女性に適応が多い。

滋陰降火湯（ジインコウカトウ）(93)

蒼朮（ソウジュツ）、地黄（ジオウ）、芍薬（シャクヤク）、陳皮（チンピ）、天門冬（テンモンドウ）、当帰（トウキ）、麦門冬（バクモンドウ）、黄柏（オウバク）、甘草（カンゾウ）、知母（チモ）

- かぜになって喉の乾燥感が強く、頑固な咳・痰が続く。
- かぜになって喉や気道、さらに皮膚の乾燥感が強く、頑固な咳や粘り気のある痰が続くとき。

［パターンⅡ］咳や痰が続いている
各処方の使用時期と期間

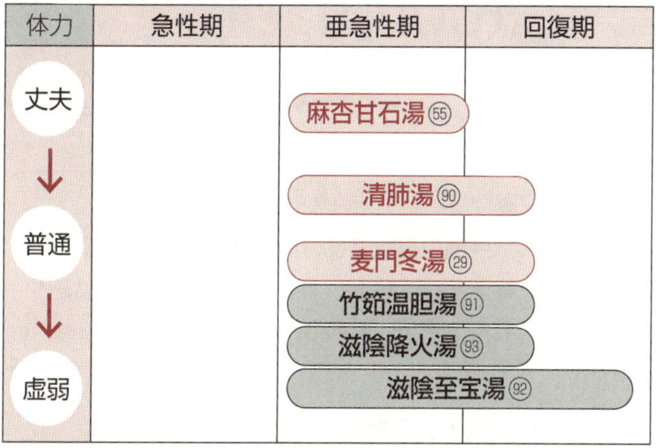
体力
急性期
亜急性期
回復期
丈夫
普通
虚弱
麻杏甘石湯(55)
清肺湯(90)
麦門冬湯㉙
竹茹温胆湯(91)
滋陰降火湯(93)
滋陰至宝湯(92)

- 乾燥性の咳には**麦門冬湯**を、咳とともに痰も多いときには**清肺湯**が有効。
- 呼吸困難を伴うような強い咳が出るときは、**麻杏甘石湯**が有効なことが多い。
- 投与期間としては、**麻杏甘石湯**は麻黄が入っているので比較的短期間にすべきであり、逆に**麦門冬湯**や**清肺湯**は投与期間が比較的長くても大丈夫である。
- 比較的体力が低下している人で、咳と痰が切れにくく、不眠などが続いているときには**竹茹温胆湯**が有効であり、粘った痰と咳が続き、乾燥感の強いときには**滋陰降火湯**が効果がある。
- 体力のない女性で、咳や痰だけでなく、イライラやのぼせがあるときには**滋陰至宝湯**が有効なことがある。投与期間は比較的長くても問題はない。

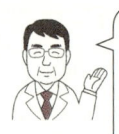

呼吸器疾患

5 慢性閉塞性肺疾患（COPD）

- ファーストラインの3処方!!
  ⇒ 補中益気湯㊶、清肺湯㊾、麦門冬湯㉙
- 咳・痰の性状、喉の乾燥感、全身倦怠感や食欲不振の有無などで使い分けよう！

高齢者のCOPDの特徴

- 慢性閉塞性肺疾患（chronic obstructive pulmonary disease：COPD）は、タバコなどの有害粒子やガスに対する肺の異常な炎症反応であり、完全に可逆性でない気流制限を特徴とする疾患である。長年の経過の後に出現する気流制限に先行して、咳・痰・呼吸困難などの臨床症状を示す。
- 男性に多く、40歳以上の人口の8.6％以上にみられ、高齢者になるほど増加し、推定530万人以上とされている。
- COPDは慢性肺疾患のなかで、西洋医学的な治療方法と漢方医学的な治療方法が、ともにエビデンス的に最も確立されている疾患である。
- したがって西洋医学的治療と漢方医学的治療をあわせた洋・漢統合治療が最も適応になる慢性疾患で、初期から積極的に洋・漢統合治療を進めるべきである。

ファーストラインとセカンドライン

ファーストライン

- ファーストラインで使用したい3処方は、**麦門冬湯**㉙、**清肺湯**⑨⓪、**補中益気湯**㊶。
- **麦門冬湯**と**清肺湯**は、咳と痰の性状などが使いこなしのポイントになる。
- **麦門冬湯**は喉に乾燥感とイガイガを感じ、痰の少ないときに使用し、**清肺湯**はゴホゴホと咳と痰が出るときに使用。
- **補中益気湯**は咳や痰は認められないが、全身倦怠感、食欲不振、体重低下、うつ傾向、微熱があるときに有効。

セカンドライン

- セカンドラインとしては、**六君子湯**㊸、**十全大補湯**㊽、**人参養栄湯**⑩⑧の3処方が挙げられる。
- **六君子湯**は食欲不振のみをきたすときには著効することがよくある。
- **十全大補湯**や**人参養栄湯**は、**補中益気湯**と同様、人参と黄耆という生薬が入っているため体力を改善する効果がとてもあり、COPDによって消耗された体力を回復させることを目標によく使用する。

症例

患者 ：71歳、男性、会社役員。
主訴 ：全身倦怠感、食欲不振、体重減少。
既往歴：高血圧で内服療法、糖尿病で食事療法中。
喫煙指数：800（20本/日、40年間）。
現病歴：中等度のCOPDのために通院中、長時間作用

型抗コリン薬と β_2 刺激薬を併用吸入、長時間作用型テオフィリン錠を内服し（経過は良好）、禁煙にも成功していた。7日前から感冒に罹患し、咳と痰は改善したものの、その後全身倦怠感と食欲不振となり、体重も 2 kg 低下したため来院する。

現症：身長 171 cm、体重 56 kg、貧血(−)、黄疸(−)、浮腫(−)、血圧 128/68 mmHg、脈 68/分、整。全身の皮膚はやや乾燥傾向にあった。胸部と腹部の理学的所見に異常はなかった。

治療：**補中益気湯** 7.5 g/日を併用した。併用 4 日目には微熱と全身倦怠感は改善し、7 日目には食欲不振も改善、14 日目には 2 kg 減少した体重も回復した。経過が良好であったために、併用は 28 日間で中止した。

補中益気湯 ㊶

- 全身倦怠感
- 微熱
- 食欲不振

清肺湯 ⑨⓪

- 喀痰の多い咳嗽
- 痰が切れにくい

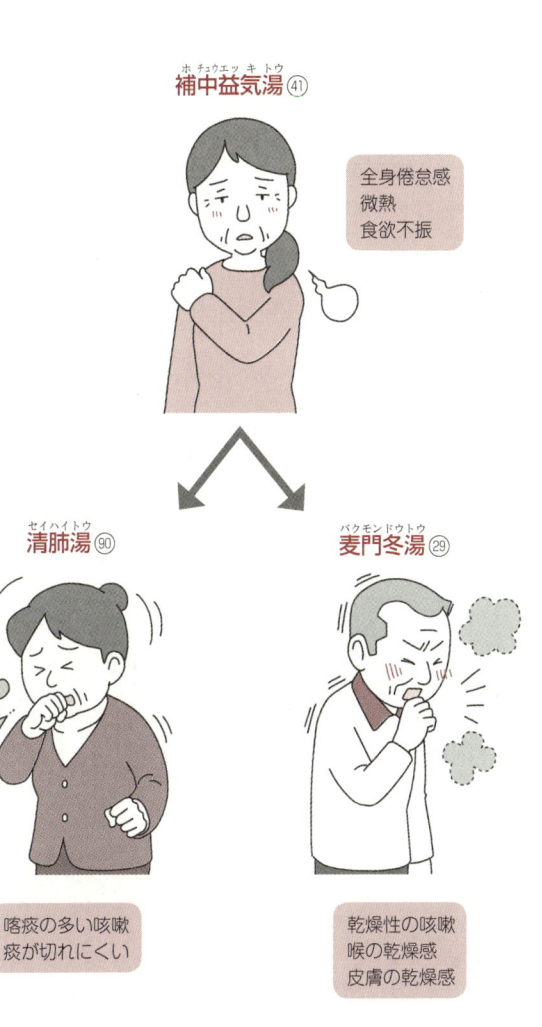

麦門冬湯 ㉙

- 乾燥性の咳嗽
- 喉の乾燥感
- 皮膚の乾燥感

[COPD]
ファーストラインと使いこなしのポイント

5. 慢性閉塞性肺疾患（COPD）

[COPD]
漢方治療の実際

ファーストライン	
補中益気湯㊶（ホチュウエッキトウ）	**清肺湯㉘**（セイハイトウ）

構成生薬

補中益気湯: 黄耆 (オウギ)、蒼朮 (ソウジュツ)、人参 (ニンジン)、当帰 (トウキ)、柴胡 (サイコ)、大棗 (タイソウ)、陳皮 (チンピ)、甘草 (カンゾウ)、升麻 (ショウマ)、生姜 (ショウキョウ)

清肺湯: 当帰 (トウキ)、麦門冬 (バクモンドウ)、茯苓 (ブクリョウ)、黄芩 (オウゴン)、桔梗 (キキョウ)、杏仁 (キョウニン)、山梔子 (サンシシ)、桑白皮 (ソウハクヒ)、大棗 (タイソウ)、陳皮 (チンピ)、天門冬 (テンモンドウ)、貝母 (バイモ)、甘草 (カンゾウ)、五味子 (ゴミシ)、生姜 (ショウキョウ)、竹茹 (チクジョ)

症状と使用目標

補中益気湯: 食欲不振、体重低下、全身倦怠感、微熱、うつ傾向。
- 微熱傾向で気分低下
- 食べ物がおいしくない
- 胃にもたれ感があり食欲低下
- 全身倦怠感、体重低下

- 疲れやすい。
- かぜを引きやすい。
- 気力が出ない。

清肺湯: 喀痰の多い咳嗽がある。痰が切れにくい。
- 喉に熱感や痛みがある
- ゴホゴホと痰が絡む咳が続く
- 胃のあたりに抵抗感がある

- COPDによくみられる痰の多い咳が続いている。

	ファーストライン	セカンドライン
構成生薬	**麦門冬湯㉙** (バクモンドウトウ) 麦門冬 (バクモンドウ)、半夏 (ハンゲ)、大棗 (タイソウ)、甘草 (カンゾウ)、人参 (ニンジン)、粳米 (コウベイ)	**六君子湯�43** (リックンシトウ) 蒼朮 (ソウジュツ)、人参 (ニンジン)、半夏 (ハンゲ)、茯苓 (ブクリョウ)、大棗 (タイソウ)、陳皮 (チンピ)、甘草 (カンゾウ)、生姜 (ショウキョウ) ● 微熱は残っていない。 ● COPDが長引いて体力が低下して食欲不振や胃もたれなどの症状が残る。
症状と使用目標	**COPDの乾燥性咳嗽がある。** 喉に乾燥感とイガイガがあり乾いている コホコホと乾いた咳が続く 胃のあたりに抵抗感や違和感がある ● COPDによる乾燥性咳嗽ないしは、少量の痰を伴う咳が残っている。 ● COPDに喘息を合併している人の咳に効果がある。	**十全大補湯㊽** (ジュウゼンタイホトウ) 黄耆 (オウギ)、桂皮 (ケイヒ)、地黄 (ジオウ)、芍薬 (シャクヤク)、川芎 (センキュウ)、蒼朮 (ソウジュツ)、当帰 (トウキ)、人参 (ニンジン)、茯苓 (ブクリョウ)、甘草 (カンゾウ) ● 微熱は残っていない。 ● COPDが長引いて体力が低下するとともに脱水傾向となり、皮膚が乾燥して元気がなくなり、食欲も低下している。 **人参養栄湯⑩8** (ニンジンヨウエイトウ) 地黄 (ジオウ)、当帰 (トウキ)、白朮 (ビャクジュツ)、茯苓 (ブクリョウ)、人参 (ニンジン)、桂皮 (ケイヒ)、遠志 (オンジ)、芍薬 (シャクヤク)、陳皮 (チンピ)、黄耆 (オウギ)、甘草 (カンゾウ)、五味子 (ゴミシ) ● 微熱は残っていない。 ● COPDが長引いて体力が低下して脱水傾向となり、皮膚が乾燥するとともに、咳・痰・不眠などを訴える。

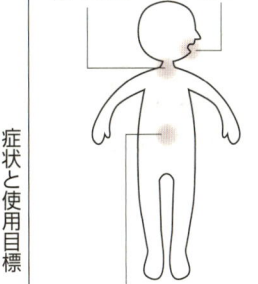

5. 慢性閉塞性肺疾患（COPD）

[COPD]
各処方の使用時期と期間

体力	急性期	亜急性期	回復期
丈夫 ↓ 普通 ↓ 虚弱		麦門冬湯㉙	清肺湯⑨⓪ 補中益気湯㊶ 六君子湯㊸ 十全大補湯㊽ 人参養栄湯⑩⑧

- **麦門冬湯**と**清肺湯**は、咳と痰の性状などが使い分けのコツ。
- **麦門冬湯**は喉に乾燥感とイガイガを感じ、痰の少ないときに使用し、**清肺湯**は咳と痰がともに出るときに使用。
- **補中益気湯**は咳や痰は認められないが、全身倦怠感、食欲不振、体重低下、うつ傾向、微熱があるときに有効。
- 上記3つの方剤とも症状が改善されるまで比較的長期の投与が可能。
- **六君子湯**は、COPDで体力が低下して食欲不振を訴えるときに効果がある。
- **十全大補湯**と**人参養栄湯**は、COPDによって体力が低下し、脱水傾向となり皮膚が乾燥し元気がなくなった人に効果がある。このとき咳・痰・不眠などがあるときには**人参養栄湯**が有効であり、いずれの方剤も投与期間は比較的長くなることが多い。

呼吸器疾患

6 嚥下性肺炎

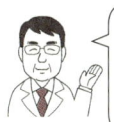

- ファーストラインの３処方!!
  ⇒ **半夏厚朴湯**⑯、**六君子湯**㊸、**大建中湯**⑩
- 嚥下性肺炎の病態によって使い分けよう！

高齢者の嚥下性肺炎の特徴

- 肺炎は日本人の死因別死亡率では第３位であり、全死亡率の８％である。しかしながら65歳以上の高齢者に限ってみると、肺炎による死亡率が死因別死亡率の第１位となり、そのなかで嚥下性肺炎が多いことが特徴である。
- 高齢者には脳血管障害、アルツハイマー病、パーキンソン病などの脳障害をきたす疾患の有病率が高く、これらの症例では共通して嚥下反射や咳反射が低下しているため、嚥下性肺炎を発生しやすいのである。
- とくに大脳基底核の脳梗塞患者では、ドーパミン代謝、さらにはその代謝物であるサブスタンスＰの分泌が著明に低下しているために嚥下性肺炎が起こりやすい。
- 漢方薬には、**半夏厚朴湯**のようにサブスタンスＰの分泌を改善し、結果的に嚥下性肺炎の発生率を低下させ、肺炎による死亡率を低下させるものがあり[1]、嚥下性肺炎の発生病態を考慮に入れながら選択するのが

最も効果的である[2]。

1) Iwasaki K, Kato S, et al. A pilot study Banxia Hoapu Tang, a traditional Chinese medicine, for reducing preumonal risk in elder adults with dementia. J Am Geriatr Soc 2007;55:2035-40.
2) 加藤士郎、岩崎 鋼. 病態を考慮した漢方薬による誤嚥性肺炎の治療. 漢方と最新治療 2010;19:333-9.

ファーストライン

- 嚥下性肺炎が発生するには3つの病態が考えられる。

  病態1：食事中の誤嚥物に細菌が混入し、そのまま肺炎を起こす。

  病態2：咽喉頭部生息の細菌巣からの分泌物が、食事以外のときに微小誤嚥（silent aspiration）となり肺炎が発生する。

  病態3：食後にすぐの臥床で、胃や腸の内容物が逆流、それを誤嚥したために肺炎となる。

- 病態1と2に有効な漢方薬は、**半夏厚朴湯**⑯である。**半夏厚朴湯**は、咳反射や嚥下反射を改善することで肺炎の発生率、肺炎による死亡率、食事の自己摂取率を改善し得ることが証明されている。

- 病態3に有効な漢方薬は、胃の内容物が逆流し、それを誤嚥して肺炎となったときには**六君子湯**㊸が有効である（p.62参照）。**六君子湯**は胃の拡張と伸展、さらに収縮する機能を改善することで胃の内容物を腸に送り出し、胃の内容物の逆流を防ぐ効果がある。

- 腸の内容物が逆流し、それを誤嚥して肺炎となっているときは**大建中湯**⑩が有効である。**大建中湯**は腸の蠕動を改善することで、腸の内容物の逆流を防ぐ効果

がある。

- いずれの病態でも漢方薬による治療で、嚥下性肺炎による咳、喀痰、発熱などの臨床症状や検査所見を改善し得る（p.204 参照）。

- 病態 1 と 2 に有効な漢方薬は、**半夏厚朴湯**以外に**茯苓飲合半夏厚朴湯**(ブクリョウインゴウハンゲコウボクトウ)(116)、**釣藤散**(チョウトウサン)㊼、**補中益気湯**(ホチュウエッキトウ)㊶、**十全大補湯**(ジュウゼンタイホトウ)㊽、**人参養栄湯**(ニンジンヨウエイトウ)(108)、**八味地黄丸**(ハチミジオウガン)⑦、**六味丸**(ロクミガン)(87)など、全身状態を改善することで、結果的に嚥下機能が回復する症例が多い。
- 病態 3 に有効な漢方薬は、**六君子湯**や**大建中湯**以外に、**茯苓飲**(ブクリョウイン)(69)や**桂枝加芍薬湯**(ケイシカシャクヤクトウ)(60)があり、全身状態を改善するというより、胃や腸の働きそのものを改善するものが多い。この理由は、漢方薬でも全身状態までは改善し得ない体力が低下した症例が多いからである。

症例

患者：78 歳、女性、無職。

主訴：夜間の発熱、咳、痰。

既往歴：72 歳時に脳梗塞。

現病歴：ここ 2 か月前から食事をするときに、ときどき喉が詰まったり、夜間に発熱したり、咳や痰をきたすことが多くなってきた。3 日前から 38.5℃の発熱、咳や痰が止まらなくなり来院する。

現症：意識状態は比較的清明であり、会話も可能。ADL は介護度 4、身長 154 cm、体重 52 kg、血圧 132/80 mmHg、脈 74/分、整。胸部 X 線

写真上右下肺野、胸部 CT 画像上、右肺 S9、S10 に肺炎像を認めたため、嚥下性肺炎の診断で入院となった。

治療：入院後輸液とともに、抗菌薬としてイミペネム・シラスタチンナトリウム配合 0.5 g × 2/日、クリンダマイシン 1,200 mg × 2/日を併用投与した。入院 7 日後には肺炎像が消失したため、再度食事を開始した。その直後から再び発熱、咳、痰を夜間に多く認めた。漢方医学的には脈の緊張はやや弱く沈んでいた。腹診で心下痞鞕と腹満があった。**半夏厚朴湯** 5.0 g/日を投与したところ、2 週間後にはこれら症状は消失した。現在テルミサルタン 40 mg/日、シロスタゾール 100 mg/日、テプレノン(50 mg) 3C/日、**半夏厚朴湯** 5 g/日を内服して経過は順調である。

6 嚥下性肺炎

半夏厚朴湯⑯
(ハンゲコウボクトウ)

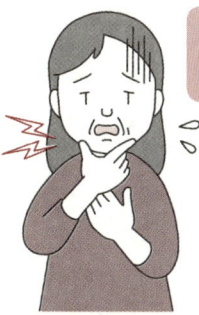

夜間の咳、痰、発熱
食事をするときに
喉が詰まる

六君子湯㊸
(リックンシトウ)

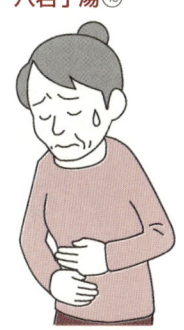

経管流動食を開始して2時間後ぐらいに嘔吐、咳、痰、発熱、胃瘻であることが多い

大建中湯⑩⓪
(ダイケンチュウトウ)

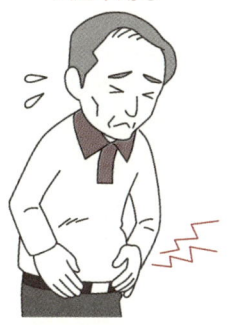

経管流動食を開始して8時間後ぐらいに嘔吐、咳、痰、発熱、胃瘻であることが多い

[嚥下性肺炎]
ファーストラインと使いこなしのポイント

6. 嚥下性肺炎　　41

[嚥下性肺炎]
漢方治療の実際

ファーストライン		
	半夏厚朴湯⑯(ハンゲコウボクトウ)	**六君子湯㊸**(リックンシトウ)	**大建中湯⑩**(ダイケンチュウトウ)
構成生薬	半夏 (ハンゲ)、 茯苓 (ブクリョウ)、 厚朴 (コウボク)、 蘇葉 (ソヨウ)、 生姜 (ショウキョウ)	蒼朮 (ソウジュツ)、 人参 (ニンジン)、 半夏 (ハンゲ)、 茯苓 (ブクリョウ)、 大棗 (タイソウ)、 陳皮 (チンピ)、 甘草 (カンゾウ)、 生姜 (ショウキョウ)	乾姜 (カンキョウ)、 人参 (ニンジン)、 山椒 (サンショウ)
症状と使用目標	飲み込みが悪い。 喉が詰まる。 飲み込むと咳、喀痰が出る。 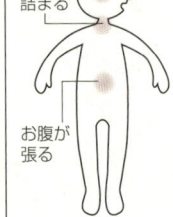 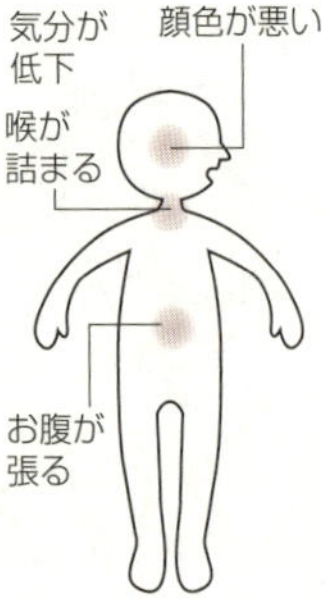 気分が低下／顔色が悪い／喉が詰まる／お腹が張る ● 嚥下機能が低下し始めたことによる咳・痰に効果がある。 ● 気分低下があり顔色がすぐれない。	体力が低下している。 胃のあたりにむくみがある。 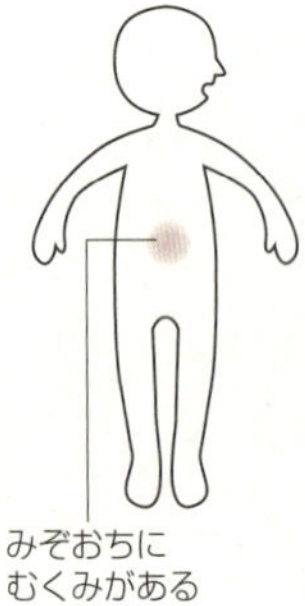 みぞおちにむくみがある ● 嘔吐とそれに伴う咳、喀痰、発熱が食後2時間くらいに起こることが多い。	体力が低下している。 お腹の動きが悪い。 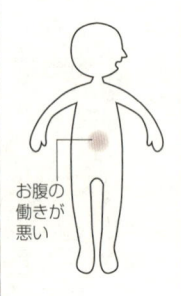 お腹の働きが悪い ● 嘔吐とそれに伴う咳、喀痰、発熱が食後8時間くらいに起こることが多い。

[嚥下性肺炎]
各処方の使用時期と期間

体力	急性期	亜急性期	回復期
丈夫 ↓ 普通 ↓ 虚弱			半夏厚朴湯⑯ 六君子湯㊸ 大建中湯⑩

- **半夏厚朴湯**は、比較的 ADL が良好な症例に適応があり、介護度 2～4、すなわち歩行能力が低下し、車椅子を必要とするようになってきた頃に使用するのが最も効率的である。この時期の症例で食事をするときに喉が詰まったり、異物感を覚えたりするときには投与すべきである（p.204 参照）。この症状に加えて咳や痰をきたしている症例にも適応があり、投与期間は投与量の問題はあるが、継続投与が原則となる。

- **六君子湯**と**大建中湯**の投与は、虚証の症例が原則であり、身体所見としては、**六君子湯**は振水音がある症例で、**大建中湯**が腹壁緊張が低下している症例である。介護度 4～5 の症例がほとんどであり、胃瘻が多い。ガストログラフィンによる消化管造影で、胃部で 2 時間以上の造影停滞をきたす症例には**六君子湯**が適応となり、8 時間以上の造影停滞をきたす症例には**大建中湯**が適応となる。投与期間は継続投与が原則となる。

6. 嚥下性肺炎

7 非定型抗酸菌症

> - ファーストラインの３処方!!
>   ⇒ 補中益気湯㊶、十全大補湯㊽、人参養栄湯⑯
> - 咳・痰、食欲不振、体重減少、貧血の有無などで使い分けよう！

非定型抗酸菌症の特徴

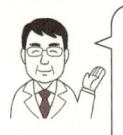

- 非定型抗酸菌症は、結核菌と同様、酸などに強い抗酸菌の感染症である。通常は、土壌や水中など自然界に生息しており、たまたま空気中に飛んでいたのが肺に吸い込まれたり、水から皮膚についたりして感染するのではないかと考えられている。人から人への感染はないので患者の隔離は必要がない。
- 菌種としては、アビウム・イントラセルラーレ・コンプレックス菌（*Mycobacterium avium* complex；MAC菌）が80％、カンザシイ菌（*M. kansasii*）が10％である。
- 日本では結核以上の増加が考えられており、推定値ではあるが、この10年間に２倍以上の上昇を示し、多くの市中病院で本症の増加が目立っている。しかも治療に比較的反応の良いカンザシイ菌はあまり増加せず、肺結核と比較しても治療に抵抗性のあるMAC菌

が中・高年の女性を中心に増加している。
- 咳、痰（とくに血痰）、発熱、食欲不振、体重減少、貧血などの臨床症状を呈するが、この症状を改善するのに参耆剤（人参と黄耆（ジンギ）が入っている漢方薬）が有効である。

ファーストライン

- 治療に抵抗性のある MAC 感染症を中心とする非定型抗酸菌症による発熱、咳、痰、食欲不振、体重減少、貧血などの症状改善のために補中益気湯㊶、十全大補湯㊽、人参養栄湯⑩などの参耆剤が有効である。
- 最も使用頻度の高いものは補中益気湯である。非定型抗酸菌症は慢性呼吸器感染症であるため、微熱、食欲不振、体重減少などの臨床症状が経過中にしばしば経験される。このような症例には補中益気湯が有効である。リファンピシン、エタンブトール、イソニアジド、クラリスロマイシンなどの西洋薬と併用することが多いが、胸部 X 線写真上の所見が安定化しているときには、補中益気湯のみ投与することもしばしば経験される。
- これら臨床症状の上に貧血や皮膚の乾燥感が強くなると十全大補湯の投与が有効である。
- さらに咳、痰、不眠などの臨床症状がこれに加わってくると人参養栄湯の投与が有効となってくる。
- 十全大補湯も人参養栄湯も補中益気湯と同様、西洋薬と併用で投与するときも、胸部 X 線写真の所見が安定化しているときには、これのみを投与することもしばしば経験される。

症例

患者：68歳、女性、主婦。
主訴：全身倦怠感、微熱、食欲不振、体重減少。
既往歴：慢性胃炎、骨粗鬆症。
喫煙指数：とくになし。
現病歴：MAC菌が原因である非定型抗酸菌症に罹患、リファンピシン450 mg/日、エタンブトール750 mg/日、イソニアジド200 mg/日、クラリスロマイシン600 mg/日を内服し加療する。咳や痰などの呼吸器症状、胸部X線写真上の浸潤陰影などの所見は改善してきたが、微熱、全身倦怠感、食欲不振、体重減少が改善されなかった。
現症：身長156 cm、体重44 kg、貧血(-)、黄疸(-)、浮腫(-)、血圧118/64 mmHg、脈78/分、整。胸部と腹部の理学的所見に異常はなかった。
治療：微熱、全身倦怠感、食欲不振、体重低下をきたしたので補中益気湯5.0 g/日を併用投与した。投与7日後からは食欲不振が改善され、14日後から微熱や全身倦怠感が改善された。投与28日後2 kgあった体重減少が改善された。体調が良好なのでこのまま継続投与している。

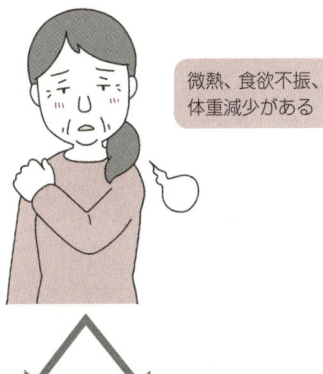

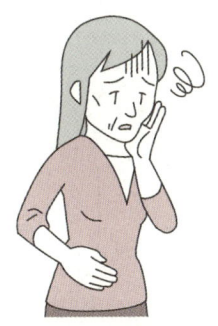

補中益気湯㊶

微熱、食欲不振、体重減少がある

↙ ↘

十全大補湯㊽

食欲不振、体重減少、皮膚の乾燥、貧血

人参養栄湯⑱

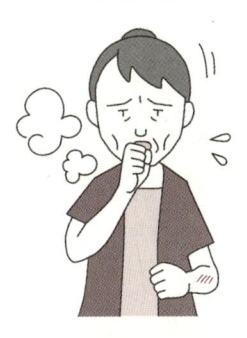

食欲不振、体重減少、皮膚の乾燥、貧血、咳と痰、不眠

[非定型抗酸菌症]
ファーストラインと使いこなしのポイント

[非定型抗酸菌症]
漢方治療の実際

ファーストライン			
	補中益気湯㊶(ホチュウエッキトウ)	**十全大補湯㊽**(ジュウゼンタイホトウ)	**人参養栄湯⑱**(ニンジンヨウエイトウ)
構成生薬	黄耆(オウギ)、蒼朮(ソウジュツ)、人参(ニンジン)、当帰(トウキ)、柴胡(サイコ)、大棗(タイソウ)、陳皮(チンピ)、甘草(カンゾウ)、升麻(ショウマ)、生姜(ショウキョウ)	黄耆(オウギ)、桂皮(ケイヒ)、地黄(ジオウ)、芍薬(シャクヤク)、川芎(センキュウ)、蒼朮(ソウジュツ)、当帰(トウキ)、人参(ニンジン)、茯苓(ブクリョウ)、甘草(カンゾウ)	地黄(ジオウ)、当帰(トウキ)、白朮(ビャクジュツ)、茯苓(ブクリョウ)、人参(ニンジン)、桂皮(ケイヒ)、遠志(オンジ)、芍薬(シャクヤク)、陳皮(チンピ)、黄耆(オウギ)、甘草(カンゾウ)、五味子(ゴミシ)
症状と使用目標	全身倦怠感、微熱、うつ傾向。食欲不振、体重低下。 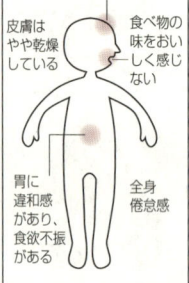 微熱があり、気力が低下している／皮膚はやや乾燥している／食べ物の味をおいしく感じない／胃に違和感があり、食欲不振がある／全身倦怠感 ● もともと胃腸が弱く、体力に自信がなかった。 ● 抗酸菌感染症によって微熱、食欲不振、全身倦怠感、食欲不振になっている。	全身倦怠感、皮膚が乾燥、貧血。食欲不振、体重低下。 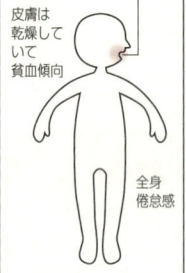 脱水傾向にあって食欲が低下している／皮膚は乾燥していて貧血傾向／全身倦怠感 ● もともと体力に自信がなかった。 ● 抗酸菌感染症によって食欲不振、全身倦怠感、脱水傾向、貧血傾向にある。	全身倦怠感、皮膚が乾燥、貧血、不眠。食欲不振、体重低下、咳、痰。 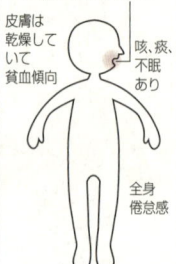 脱水傾向にあって食欲が低下している／皮膚は乾燥していて貧血傾向／咳、痰、不眠あり／全身倦怠感 ● もともと体力に自信がなかった。 ● 抗酸菌感染症によって食欲不振、全身倦怠感、脱水傾向、貧血傾向にある。

呼吸器疾患

[非定型抗酸菌症]
各処方の使用時期と期間

体力	急性期	亜急性期	回復期
丈夫 ↓ 普通 ↓ 虚弱		補中益気湯㊶ 十全大補湯㊽ 人参養栄湯⑱	

- 非定型抗酸菌症の治療において最も使用頻度が高いのは、MAC 菌感染症における**補中益気湯**であり、次いで**十全大補湯**や**人参養栄湯**である。
- これらの三大参耆剤はマクロファージ、リンパ球、NK 細胞などに作用して免疫を活性化する作用がある。
- また同時に、食欲を改善し体重を増加する作用がある。これは高齢者に多い COPD や MAC 菌感染症を中心とした非定型抗酸菌感染症で多く経験されるところである。
- **補中益気湯**は、非定型抗酸菌感染症において、微熱、全身倦怠感、食欲不振、体重減少が西洋医学的治療によっても改善し得ないときに投与すると有効性が得られることが多い。
- **十全大補湯**は、微熱はあまりないが、逆に貧血傾向が出てきたときに投与すると有効性が得られる。
- さらにこれら症状に加えて咳や痰、あるいは不眠傾向が出現してきたときには、**人参養栄湯**が有効なことが多い。症状が改善されるまで長期継続投与することが多い。

口腔疾患

8 口内炎

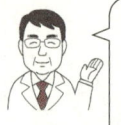

- ファーストラインの３処方!!
  ⇒ **温清飲**㊗、**黄連解毒湯**⑮、**半夏瀉心湯**⑭
- 急性か慢性か、強い炎症や出血の有無、胃炎や下痢の有無などで使い分けよう！

口内炎の特徴

- 口の中の粘膜に起こる炎症をまとめて口内炎と呼ぶが、最も一般的なのがアフタ性口内炎である。
- アフタ性口内炎の症状は、表面が白っぽく窪みがあり、周りが赤い円形または楕円形の潰瘍で、痛みを伴い、一度に１個から数個できる。その他にも、口の中で歯ぐきなどが赤く腫れたり、水ぶくれができる水疱や皮膚がただれてしまうびらん、アフタ性口内炎のような潰瘍、炎症部分を白色や黄白色の膜が覆うものもある。さらにヘルペス性、カタル性、カンジダ性などによるものがある。
- 西洋医学的な標準治療としては、①口腔清掃、②刺激物を避ける、③薬物療法となる。
- 薬物療法としては、ステロイドの入った口腔用軟膏や付着性の錠剤による局所療法と抗炎症作用や抗アレルギー作用のある薬あるいはビタミン剤を内服する。
- 原因がウイルスや真菌であるときには抗ウイルス薬や

抗真菌薬を内服する。
- 漢方薬による治療を行うときには、黄連（オウレン）、黄芩（オウゴン）、黄柏（オウバク）、山梔子（サンシシ）などの抗炎症作用がある漢方薬を用いることが多い。西洋医学的治療に抵抗性を示す症例にしばしば有効なことがある。

ファーストライン

- 口内炎に対するファーストライン3処方は、**黄連解毒湯**⑮、**半夏瀉心湯**⑭、**温清飲**㊲である。
- 急性期で出血や炎症をきたすものには、**黄連解毒湯**を用いることが多い。黄芩、黄連、黄柏、山梔子から構成され、口内炎をきたしている部位の炎症や出血を抑制する効果がある。
- 口内炎とともに胃炎や下痢を伴う症例には、**半夏瀉心湯**が有効なことが多い。黄連や黄芩などの抗炎症作用がある生薬とともに、半夏（ハンゲ）などの局所浮腫を改善する効果のある生薬が含まれている。
- 慢性化した口内炎には、**温清飲**が効果的である。黄連解毒湯と四物湯（シモツトウ）の合方である。**黄連解毒湯**の抗炎症作用に加え、当帰（トウキ）、地黄（ジオウ）、芍薬（シャクヤク）、川芎（センキュウ）からなる四物湯の粘膜修復作用を併せもつ。よって慢性に繰り返す口内炎には大変有効である。

症例

患者　：67歳、女性、主婦。
主訴　：反復性の舌痛。
既往歴：高血圧と高脂血症で内服療法と食事療法を行っている。

喫煙指数：とくにない。
現病歴：以前よりとくに誘因なく、口内炎が口腔内に多発することが多かった。ここ 1 か月くらい、やはりはっきりとした誘因がなく、口内炎が多発した。西洋医学的な治療をいろいろと試みてみるが、十分に治療することができなかった。
現症：身長 157 cm、体重 54 kg、貧血(−)、黄疸(−)、浮腫(−)、血圧 128/64 mmHg、脈 72/分、整。胸部と腹部の理学的所見に異常はなかった。
治療：**温清飲** 7.5 g/日を投与したところ、投与 14 日後から口腔内に多発していた口内炎は次第に改善してきた。投与 28 日後には口内炎はすべて消失した。以後、さらに 56 日後まで**温清飲**を継続内服療法を行い中止したが、口内炎の再発がみられなかった。

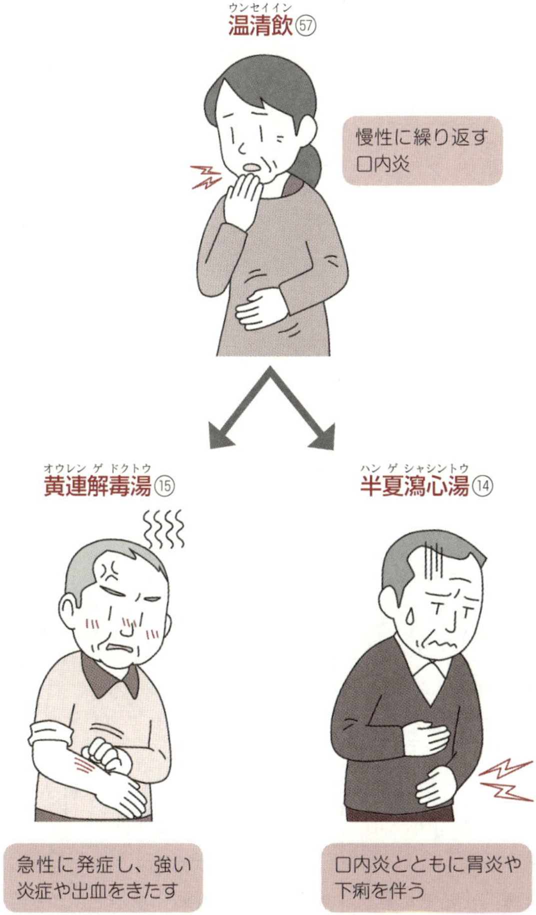
ウンセイイン
温清飲(57)
慢性に繰り返す口内炎
オウレンゲドクトウ
黄連解毒湯⑮
急性に発症し、強い炎症や出血をきたす
ハンゲシャシントウ
半夏瀉心湯⑭
口内炎とともに胃炎や下痢を伴う

[口内炎]
ファーストラインと使いこなしのポイント

［口内炎］
漢方治療の実際

	ファーストライン		
	ウンセイイン **温清飲(57)**	オウレン ゲ ドクトウ **黄連解毒湯⑮**	ハン ゲ シャシントウ **半夏瀉心湯⑭**
構成生薬	地黄（ジオウ）、 芍薬（シャクヤク）、 川芎（センキュウ）、 当帰（トウキ）、 黄芩（オウゴン）、 黄柏（オウバク）、 黄連（オウレン）、 山梔子（サンシシ）	黄芩（オウゴン）、 黄連（オウレン）、 山梔子（サンシシ）、 黄柏（オウバク）	半夏（ハンゲ）、 黄芩（オウゴン）、 乾姜（カンキョウ）、 甘草（カンゾウ）、 大棗（タイソウ）、 人参（ニンジン）、 黄連（オウレン）
症状と使用目標	やや口渇があり皮膚が乾燥している。 口腔炎などの粘膜に繰り返し潰瘍をつくる。 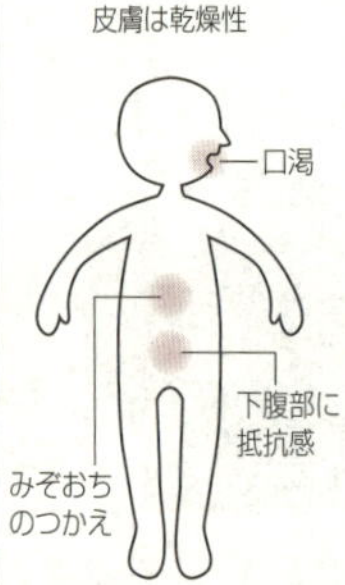皮膚は乾燥性 口渇 下腹部に抵抗感 みぞおちのつかえ ● みぞおちに抵抗感がある。	のぼせ気味、イライラする傾向のあるもの。 胃や胸のあたりにモヤモヤとしたつかえがある。 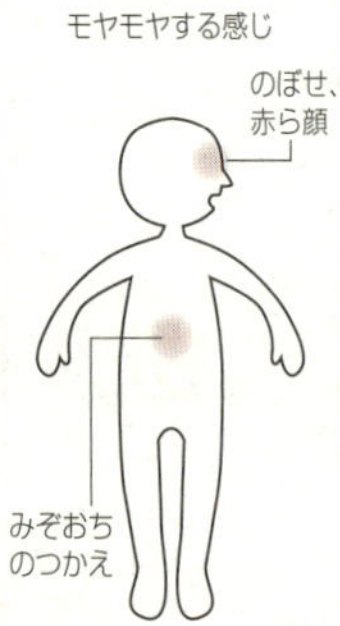モヤモヤする感じ のぼせ、赤ら顔 みぞおちのつかえ ● 熱があり出血傾向がある。	吐気があり、胃が張る感じ。 おなかが鳴り、下痢傾向。 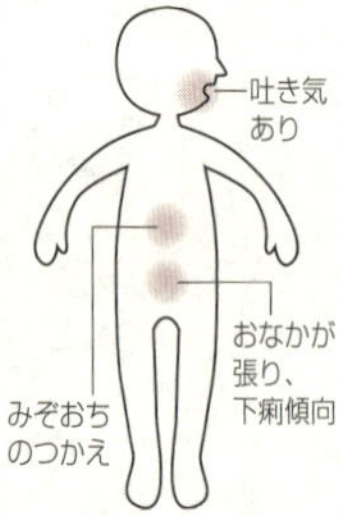吐き気あり おなかが張り、下痢傾向 みぞおちのつかえ ● おなかが張る感じ。

[口内炎]
各処方の使用時期と期間

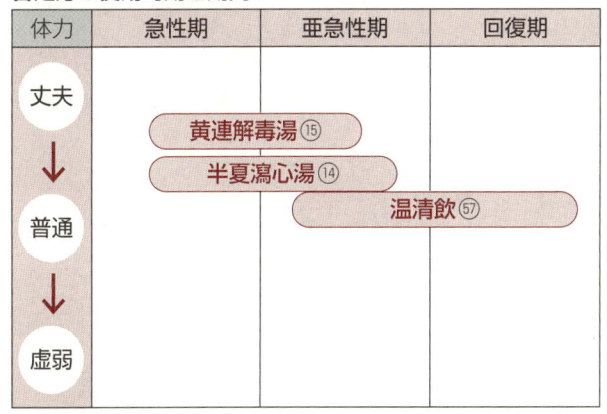

体力	急性期	亜急性期	回復期
丈夫 ↓ 普通 ↓ 虚弱	黄連解毒湯⑮ 　半夏瀉心湯⑭ 　　　　　温清飲㊼		

- **黄連解毒湯**の抗炎症作用は著しいので、投与期間は 14 ～ 21 日程度が比較的多い。炎症の強い口内炎でも、この程度の期間投与すると症状と所見が著しく改善される。
- **半夏瀉心湯**は胃炎や大腸炎を合併する口内炎に有効。投与期間は 14 ～ 28 日程度投与されることが多いが、少し長いと 42 ～ 56 日程度投与されることがある。
- **温清飲**は慢性口内炎に投与されることが多く、投与期間は 28 ～ 56 日間投与されることが多い。難治化するときにはさらに長期間投与することもしばしば経験される。

口腔疾患

9 口腔乾燥症

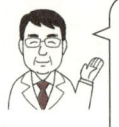

- ファーストラインの3処方!!
  ⇒六味丸㊼、麦門冬湯㉙、五苓散⑰
- 口腔粘膜や眼球粘膜の乾燥以外に、むくみやほてりの有無、頭痛や眩暈の有無などで使い分けよう！

高齢者の口腔乾燥症の特徴

- 口腔乾燥症は、種々の原因で唾液分泌量が低下し口腔内が乾燥する歯科疾患の一つで、ドライマウスとも呼ばれる。日本における患者数は800万人程度と推定されている。
- 唾液の分泌低下にはさまざまな原因があるが、加齢は大きな原因である。他にストレス、偏食、喫煙、シェーグレン症候群などの全身疾患、薬剤等の副作用などがある。
- 症状としては軽度であれば、口腔内のネバネバ感、口臭、歯周病、重症化すると舌痛症、嚥下障害、口内炎、口角炎を起こす。
- 通常の治療は、含嗽剤、トローチ、口腔用軟膏、人工唾液、内服薬などがある。

ファーストライン

- 高齢者は加齢による代謝機能の低下、血行障害、水分代謝の低下によって、眼球粘膜や口腔粘膜の涙液や唾液の分泌量が減少する。そのため眼や口腔に乾燥症状を覚えるようになる。これらの症状は漢方医学的な腎虚の症状に一致することが多い。この症状を改善するために用いる漢方薬は、**六味丸**(87)、**麦門冬湯**㉙、**五苓散**⑰である。
- 口腔粘膜の乾燥症状以外に、ほてりや腰痛や下肢のむくみなどがあるときには、**六味丸**を用いる。使用頻度としては最も多い。
- 次いで、全身の皮膚がやや乾燥気味なときには**麦門冬湯**を用いる。
- さらに全身的にややむくんでいたり、頭痛や肩こりを伴うときには**五苓散**を用いる。

9 口腔乾燥症

症例

患者：68歳、男性、会社役員。

主訴：口腔の乾燥、上半身のほてり、下半身の軽度のむくみ。

既往歴：62歳から高血圧で内服治療中。65歳から白内障で加療中。

現病歴：ここ3か月くらい前から上半身がほてるとともに、口が乾燥するようになり、ここ1か月で次第に症状が強くなってきた。最近は下半身も少しむくむようになり始めた。

現症：身長168 cm、体重64 kg、貧血(－)、黄疸(－)、浮腫(－)、血圧128/72 mmHg、脈74/分、整。

　　　　　胸部所見ではとくに問題ないが、腹部所見で下腹部、とくに臍下部の腹力が低下していた。
治療：下腹部の腹力低下、口腔の乾燥、上半身のほてり、下腹部の軽度のむくみがあったので、**六味丸** 7.5 g/日を投与したところ、14日後には口腔の乾燥や上半身のほてりが改善された。28日後には下肢のむくみなどの症状も改善されたので、現在 5.0 g/日を継続投与している。

六味丸 ⑧⑦

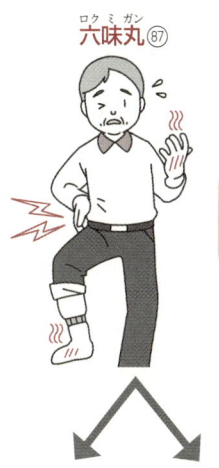

口腔乾燥とともに、上半身や足のほてりと下半身のむくみ

麦門冬湯 ㉙

口腔乾燥とともに、皮膚の乾燥などもある

五苓散 ⑰

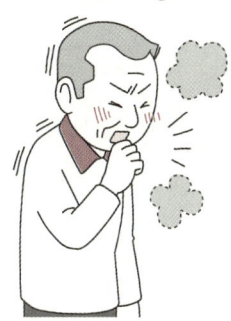

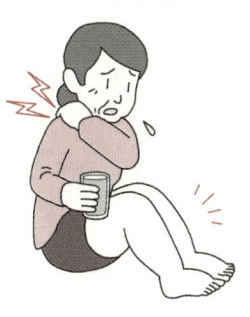

口腔乾燥とともに、全身的なむくみ、頭痛、肩こり

[口腔乾燥症]
ファーストラインと使いこなしのポイント

[口腔乾燥症]
漢方治療の実際

	ファーストライン		
構成生薬	**六味丸**⑧⑦ (ロクミガン) 地黄 (ジオウ)、 山茱萸 (サンシュユ)、 山薬 (サンヤク)、 沢瀉 (タクシャ)、 茯苓 (ブクリョウ)、 牡丹皮 (ボタンピ)	**麦門冬湯**㉙ (バクモンドウトウ) 麦門冬 (バクモンドウ)、 半夏 (ハンゲ)、 大棗 (タイソウ)、 甘草 (カンゾウ)、 人参 (ニンジン)、 粳米 (コウベイ)	**五苓散**⑰ (ゴレイサン) 沢瀉 (タクシャ)、 蒼朮 (ソウジュツ)、 猪苓 (チョレイ)、 茯苓 (ブクリョウ)、 桂皮 (ケイヒ)
症状と使用目標	口腔乾燥。 上半身がほてる。 (腰痛がある／下半身がむくむ) ● 口腔乾燥に上半身や足のほてり、腰痛。 ● 下半身のむくみ。	口腔乾燥。 皮膚の乾燥。 (喉に乾燥感とイガイガ感があり、乾いている／皮膚が乾燥している／胃のあたりに抵抗感) ● 口腔乾燥に皮膚の乾燥、喉に乾燥感とイガイガ感がある。	口腔乾燥。 全体的にむくむ。 (頭痛／肩こり／胃のあたりにむくみあり) ● 口腔乾燥に頭痛や肩こり、全身的にむくみがある。 ● 胃のあたりにむくみ。

[口腔乾燥症]
各処方の使用時期と期間

体力	急性期	亜急性期	回復期
丈夫 ↓ 普通 ↓ 虚弱		麦門冬湯㉙ 五苓散⑰ 六味丸㊼	

- 高齢者の口腔乾燥症は比較的多く認められる症状で、以下の処方が有効であることが多い。
- 喉に乾燥感やイガイガ感、皮膚乾燥感があるときには、**麦門冬湯**。
- 頭痛や肩こり、全身がむくみ傾向にあるときには、**五苓散**。
- 上半身や足のほてり、腰痛、下半身のむくみ傾向のあるときは、**六味丸**。
- 効果は 2 週間から 1 ~ 7 か月くらいで認められることが一般的である。
- 症状が改善しても減量して継続投与することが多い。

9. 口腔乾燥症　61

食道疾患

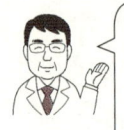

10 逆流性食道炎

- ファーストラインの３処方!!
  ⇒ 半夏厚朴湯(ハンゲコウボクトウ)⑯、茯苓飲合半夏厚朴湯(ブクリョウインゴウハンゲコウボクトウ)⑯、六君子湯(リックンシトウ)㊸
- 喉の詰まる感じ、腹部膨満感、強い嘔気などの有無、胃のもたれや痛みの有無などによって使い分けよう！

逆流性食道炎の特徴

- 逆流性食道炎（gastroesophageal reflux disease：GERD）とは、胃酸や十二指腸液が、食道に逆流することで、食道の粘膜を刺激し、粘膜にびらん・炎症を引き起こす疾患である。
- 臨床症状としては、胸やけ、胸部痛、胸部不快感、喉の違和感と声のかすれ、腹部膨満感、吐気、食物による食道炎、逆流物の気道への誤嚥による呼吸器症状などがある。
- 要因としては、ストレス・過飲過食・喫煙・飲酒や加齢による食道下部括約筋の機能低下・食道裂孔ヘルニア・消化不良などがある。
- 治療としては、日常生活では消化の良いものを摂り、過食を避け、食後横になるなどの逆流を増強する行動を避け、就寝時には頭を高くする体位をとる。

- 薬物療法としては、プロトンポンプ阻害薬（PPI）やH₂ブロッカーを投与する。これらの西洋医学的治療によっても臨床症状が改善しない症例も多く、このようなときには漢方薬を用いることが多い。
- 高齢化社会の現代、COPD、嚥下性肺炎、GERDは明らかに増加しており、とくにこの3つの疾患が同時に合併する症例も多く経験される。

ファーストライン

- GERDに対するファーストライン3処方は、半夏厚朴湯⑯、茯苓飲合半夏厚朴湯⑯、六君子湯㊸。
- 精神的ストレスによって胸やけ、胸部痛、胸部不快感、喉の違和感、腹部膨満感などの症状をきたしている症例には、半夏厚朴湯が有効である。構成生薬が半夏、茯苓、厚朴、蘇葉、生姜からなり、厚朴と蘇葉が精神を安定化し、半夏、茯苓、生姜が食道と胃周囲の炎症や浮腫を改善する効果がある。
- さらに強い吐気を伴うときには茯苓飲合半夏厚朴湯を用いる。これは半夏厚朴湯に蒼朮、陳皮、枳実が加わることで、精神安定作用をさらに強くするとともに、吐気を止める作用がある。
- 胃の蠕動不全や胃酸過多によってGERDの症状が出現しているときには、六君子湯が有効である。

症例

患者　：77歳、男性、無職。
主訴　：胸やけ、胸部の異物感、咳、のぼせ。
既往歴：高血圧で内服療法中、75歳時に洞機能不全症

候群のため、恒久型ペースメーカーを植え込む。
喫煙指数：70歳までの50年間、1日20本喫煙している。
現病歴：74歳時から食後に軽度の胸やけを覚えていた。かかる症状が年々強くなり、76歳時には胸やけとともに胸部の異物感を覚えるようになった。さらに咳も夜間に認めるようになった。
現症：身長172 cm、体重64 kg、貧血(−)、黄疸(−)、浮腫(−)、血圧142/78 mmHg、脈60/分、整(ペースメーカー調律)。胸部所見では特記すべきことはないが、腹部所見では、心下部に圧痛が認められた。胸部CT上では食道裂孔ヘルニアがあり、胃透視で食道胃逆流現象が認められた。
治療：ランソプラゾール30 mg/日、レバミピド(100)3T/日、エカベトナトリウム3.0 g/日を投与したところ、胸やけや胸部不快感などの臨床症状は改善したが、夜間に多い咳、のぼせなどの臨床症状は残った。残った症状を改善するためにテオフィリン徐放錠400 mg/日を併用したが臨床症状の改善を認めなかったため、**半夏厚朴湯**7.5 g/日を追加投与した。投与2週間ですべての臨床症状が改善した。症状は安定したが、以後5.0 g/日を継続投与していた。

半夏厚朴湯 ⑯

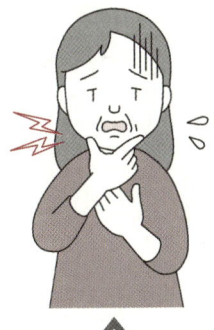

- 気がうつで不安
- 喉や胸が詰まる
- 腹が張る

茯苓飲合半夏厚朴湯 ⑯

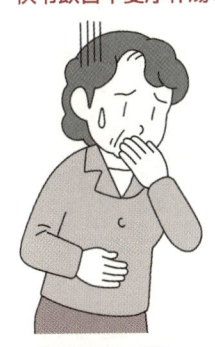

- 強い悪心、嘔吐
- 喉や胸が詰まる

六君子湯 ㊸

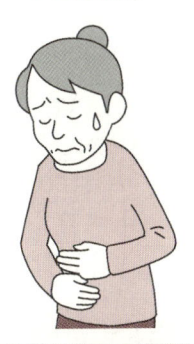

- 食欲不振や胃のもたれ
- みぞおちにつかえる

[逆流性食道炎]
ファーストラインと使いこなしのポイント

10. 逆流性食道炎

[逆流性食道炎]
漢方治療の実際

ファーストライン			
	ハンゲコウボクトウ **半夏厚朴湯** ⑯	ブクリョウインゴウハンゲコウボクトウ **茯苓飲合半夏厚朴湯** ⑯	リックンシトウ **六君子湯** ㊸
構成生薬	半夏（ハンゲ）、 茯苓（ブクリョウ）、 厚朴（コウボク）、 蘇葉（ソヨウ）、 生姜（ショウキョウ）	半夏（ハンゲ）、 茯苓（ブクリョウ）、 蒼朮（ソウジュツ）、 厚朴（コウボク）、 陳皮（チンピ）、 人参（ニンジン）、 蘇葉（ソヨウ）、 枳実（キジツ）、 生姜（ショウキョウ）	蒼朮（ソウジュツ）、 人参（ニンジン）、 半夏（ハンゲ）、 茯苓（ブクリョウ）、 大棗（タイソウ）、 陳皮（チンピ）、 甘草（カンゾウ）、 生姜（ショウキョウ）
症状と使用目標	気分がうつで不安。喉や胸が詰まる。 ● お腹は全体に軟らかいが張った感じ。	強い悪心、嘔吐。喉や胸が詰まる。 ● 食後に嘔吐することがある。	食欲不振や胃がもたれるなどの症状がある。 みぞおちにつかえるなどの症状あり。 ● 食後の膨満感がある。

[逆流性食道炎]
各処方の使用時期と期間

体力	急性期	亜急性期	回復期
丈夫 ↓ 普通 ↓ 虚弱		茯苓飲合半夏厚朴湯 ⑱ 　　半夏厚朴湯 ⑯ 　　六君子湯 ㊸	

- GERD に対して**半夏厚朴湯**や**六君子湯**は、最低 28 日以上投与されることが多いが、長いと 6〜7 か月から 1 年以上の長期投与することもしばしば経験される。
- **茯苓飲合半夏厚朴湯**も最低 28 日以上投与されることが多いが、**半夏厚朴湯**や**六君子湯**ほど長期投与されることは少なく、投薬後 56 日程度に投薬を中止することが多い。

胃腸疾患

11 食欲不振と胃炎

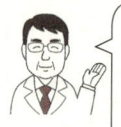

> - ファーストラインの3処方!!
>   ⇒ 六君子湯㊸、補中益気湯㊶、平胃散㊼
> - 食欲不振以外に手足の冷えや心下部の膨満感の有無、全身倦怠感や抑うつ気分の有無、食後に心下部に不快感や消化不良症状の有無によって使い分けよう！

高齢者の食欲不振と胃炎の特徴

- 胃炎は、高齢化やストレス社会などの影響により日本人に増えている病気である。とくに最近話題の機能性ディスペプシア（functional dyspepsia：FD）、すなわち食後にもたれ感や早期膨満感がよく起こってきたり、空腹時や食後に心下部痛や灼熱感が起こるにもかかわらず、内視鏡検査などを行っても、胃・十二指腸潰瘍や胃癌などがみつからない疾患が日本人、4人に1人にみられるようになったことからも十分理解し得る。
- 高齢者においてもFDは、胃食道逆流症などとともに増加している。とくに高齢者に多い食欲不振の原因となっていることが多く経験される。
- これらの症状を改善するためには、西洋医学的治療のみでは不十分なこともよく経験され、漢方薬による治療が重要となる疾患である。

ファーストラインとセカンドライン

ファーストライン

- 高齢者の食欲不振や胃炎は、臨床的にも多く経験されるところである。
- ファーストラインとして最も使用頻度が多いのは**六君子湯**㊸であろう。比較的体力が低下した高齢者で、全身倦怠感、手足の冷えなどを伴いながら食欲不振や心下部に膨満感などを伴うときに使用することが多い。FDの症例で食後にもたれ感や早期膨満感が起こる症例に有効。
- 次に多いのが**補中益気湯**㊶である。食欲不振に加えて、全身倦怠感、抑うつ気分があるときに使用すると有効。
- **六君子湯**や**補中益気湯**は体力が低下している高齢者に用いるが、体力が中等度で食後に心下部に不快感、腹部膨満感などの消化不良症状を呈しているときには、**平胃散**㊹が適応となる。**平胃散**も一部FD症例に有効。

セカンドライン

- セカンドラインとして使用するものには、**安中散**⑤、**柴胡桂枝湯**⑩、**半夏瀉心湯**⑭の3つが挙げられる。
- 心下部に胃痛があったり、嘔気や胸やけを感じるとともに、食欲不振を示すときには**安中散**か**柴胡桂枝湯**が適応となる。
- 体力が低下していて、心下部に冷えを伴う、あるいは冷えると心下部に胃痛を感じる症例には**安中散**を投与すべきである。
- 体力が中等度であり、腹筋も比較的緊張の良い症例で胃痛をきたしたときには**柴胡桂枝湯**が適応となる。

11. 食欲不振と胃炎

- 体力が中等度で、心下部につかえる感じがあり、嘔気もあり、下痢気味のときには、**半夏瀉心湯**が適応となる。
- **安中散**や**柴胡桂枝湯**は FD 症例で、食後に心下部に痛みをきたす症例に用いられることがしばしばある。

症例

患者 ：74 歳、男性、無職。
主訴 ：食欲不振、易疲労性、心下部の不快感。
既往歴：高血圧と慢性胃炎で内服治療中。
現病歴：とくにはっきりとした原因はなかったが、2 週間前から食欲不振、心下部の不快感、疲れやすさを訴えるようになり、体重も 2 kg 減少した。
現症 ：身長 162 cm、体重 48 kg、貧血(−)、浮腫(−)、黄疸(−)、脈 74/分、整。心下部に軽度の圧痛を認める以外にとくに所見はなかった。
治療 ：比較的に体力が低下しており、腹診で腹壁の緊張も弱く、心下部に圧痛があり、心下部から臍部にかけて振水音を認めたため、六君子湯 5.0 g/日を投与した。投与 7 日後には食欲不振と心下部の不快感は改善され、投与 14 日後には易疲労性も改善した。比較的に体調が良いので 28 日後には投薬を中止したが、その後経過は良好であった。

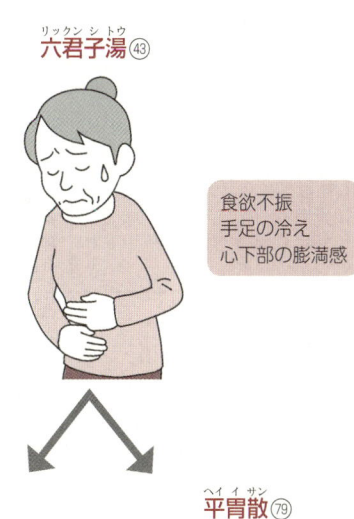

六君子湯㊸
リックン シ トウ

食欲不振
手足の冷え
心下部の膨満感

補中益気湯㊶
ホ チュウエッ キ トウ

食欲不振
全身倦怠感
抑うつ気分

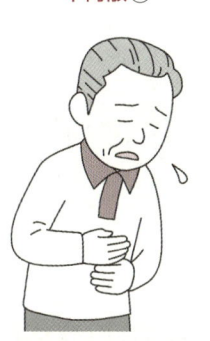

平胃散㊼
ヘイ イ サン

食欲不振
食後に心下部に不快感
消化不良症状

[食欲不振と胃炎]
ファーストラインと使いこなしのポイント

[食欲不振と胃炎]
漢方治療の実際

	ファーストライン	
構成生薬	**六君子湯 ㊸** (リックンシトウ)	**補中益気湯 ㊶** (ホチュウエッキトウ)
	蒼朮（ソウジュツ）、人参（ニンジン）、半夏（ハンゲ）、茯苓（ブクリョウ）、大棗（タイソウ）、陳皮（チンピ）、甘草（カンゾウ）、生姜（ショウキョウ）	黄耆（オウギ）、蒼朮（ソウジュツ）、人参（ニンジン）、当帰（トウキ）、柴胡（サイコ）、大棗（タイソウ）、陳皮（チンピ）、甘草（カンゾウ）、升麻（ショウマ）、生姜（ショウキョウ）
症状と使用目標	食欲が低下している。 胃がもたれる。 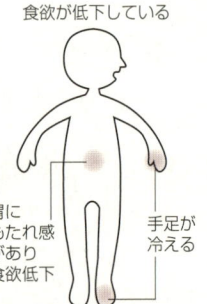 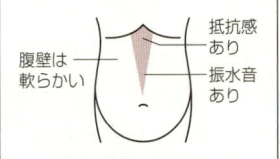 食欲が低下している 胃にもたれ感があり食欲低下 手足が冷える 腹壁は軟らかい 抵抗感あり 振水音あり ● 手足が冷える。	食欲が低下している。 全身倦怠感がある。 うつ傾向。 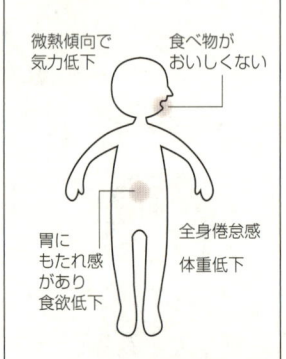 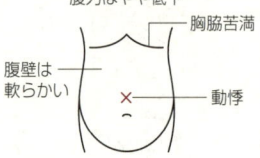 微熱傾向で気力低下 食べ物がおいしくない 胃にもたれ感があり食欲低下 全身倦怠感 体重低下 腹力はやや低下 胸脇苦満 腹壁は軟らかい 動悸 ● 疲れやすい。 ● かぜをひきやすい。 ● 気力が出ない。

72　胃腸疾患

ファーストライン	セカンドライン
平胃散㊙ (ヘイイサン) 蒼朮 (ソウジュツ)、厚朴 (コウボク)、陳皮 (チンピ)、大棗 (タイソウ)、甘草 (カンゾウ)、生姜 (ショウキョウ)	**安中散**⑤ (アンチュウサン) 桂皮 (ケイヒ)、延胡索 (エンゴサク)、牡蛎 (ボレイ)、茴香 (ウイキョウ)、甘草 (カンゾウ)、縮砂 (シュクシャ)、良姜 (リョウキョウ) ● 食欲が低下している。 ● 冷えると胃腸や腹痛あり。 ● 甘いものを好む。
食欲が低下している。 胃がもたれる。 食欲が低下している 胃にもたれ感があり食欲低下 抵抗感あり 腹壁は中等度 振水音あり ● 食後に腹鳴がある。	**柴胡桂枝湯**⑩ (サイコケイシトウ) 柴胡 (サイコ)、半夏 (ハンゲ)、黄芩 (オウゴン)、甘草 (カンゾウ)、桂皮 (ケイヒ)、芍薬 (シャクヤク)、大棗 (タイソウ)、人参 (ニンジン)、生姜 (ショウキョウ) ● 食欲が低下している。 ● 上腹部痛がある。 ● 嘔気がある。 **半夏瀉心湯**⑭ (ハンゲシャシントウ) 半夏 (ハンゲ)、黄芩 (オウゴン)、乾姜 (カンキョウ)、甘草 (カンゾウ)、大棗 (タイソウ)、人参 (ニンジン)、黄連 (オウレン) ● 食欲が低下している。 ● みぞおちにつかえ。 ● 嘔気がある。 ● 下痢気味である。

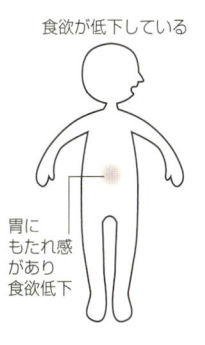

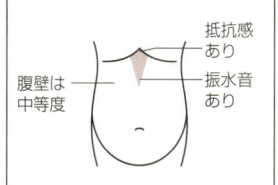

11. 食欲不振と胃炎

[食欲不振と胃炎]
各処方の使用時期と期間

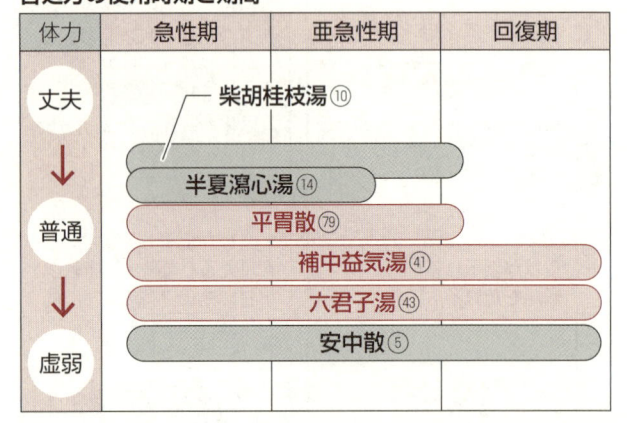

体力	急性期	亜急性期	回復期
丈夫			
↓	柴胡桂枝湯⑩		
	半夏瀉心湯⑭		
普通	平胃散㉙		
	補中益気湯㊶		
↓	六君子湯㊸		
虚弱	安中散⑤		

- ファーストラインの3処方のうち**補中益気湯**と**六君子湯**は、体力の低下した症例に用いることが多いので、急性期から投与を開始して、回復期まで投与することが多い。投与期間は、少なくとも2週間であり、1か月から数か月以上の長期投与となることも多い。
- 食後の消化不良に用いる**平胃散**は、体力がほぼ中等度前・後の症例に用いることが多いため、投与期間は2週間くらいから1か月くらいのことが多い。
- セカンドラインの3処方のうち、**安中散**は体力が低下した症例に用いることが多いため、急性期から投与を開始して、回復期まで投与することが多い。少なくとも2週間の投与期間が必要であり、1か月から数か月以上の長期投与となることも多い。
- **柴胡桂枝湯**は、体力がほぼ中等度の症例に用いることが多いが、投与期間は2週～1か月くらいのことが多い。**半夏瀉心湯**もほぼ同様の投与期間となることが多い。

胃腸疾患

12 下痢と大腸炎

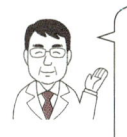

- ファーストラインの3処方!!
  ⇒ **真武湯**㉚、**桂枝加芍薬湯**㉚、**大建中湯**⑩
- 腹部の冷えと膨満感、しぶり腹、腹痛の有無などによって使い分けよう!

高齢者の下痢と大腸炎の特徴

- 下痢は急性のものと慢性のものに大きく分かれる。
- 日常の急性下痢の原因としては、食べ過ぎや早食いなどによる消化不良、ウイルスや細菌などが経口感染して起こる食中毒などである。発症から2週間以内のことが多い。
- これに対して4週間以上継続する下痢が慢性下痢で、一番多いのが2006年に出されたRome Ⅲの過敏性腸症候群（irritable bowel syndrome：IBS）である。70〜80％の原因であるといっても過言ではない。慢性便秘と同様、一般成人の有病率5〜20％で、大腸疾患のなかでも圧倒的な割合を占めている。
- 他に慢性下痢症の原因となる疾患は、潰瘍性大腸炎、クローン病、これら以外の炎症性疾患、大腸癌などが挙げられる。
- 急性と慢性下痢ともに漢方薬が用いられるが、とくにIBSには有効なことが多い。

ファーストラインとセカンドライン

ファーストライン

- 高齢者の下痢でファーストラインとして最も多く処方される漢方薬は、**真武湯**㉚である。原因が細菌性で明確なときには、この細菌に感受性のある抗菌薬を投与するのが最も妥当な治療方法となる。しかしウイルスや高齢者に多い新陳代謝が低下した冷えなどが原因で下痢が起こっているときには、**真武湯**が有効である。
- 次いで多いのが**桂枝加芍薬湯**㌀と**大建中湯**⑩である。これらの漢方薬も、やはり体力が低下して冷えることによって大腸の血流が低下し、そのために機能不全が原因で起こる下痢に有効である。急性から慢性まで適応がある。
- **桂枝加芍薬湯**は、腹部に冷えと膨満感があり、しぶり腹と腹痛のあるときに用いると有効である。
- **大建中湯**は、腹部の冷えとともに、腸の蠕動が不穏であり、ときどき腹痛をきたすときに用いると有効である。

セカンドライン

- セカンドラインとして用いるのは、**人参湯**(ニンジントウ)㉜、**半夏瀉心湯**(ハンゲシャシントウ)⑭、**啓脾湯**(ケイヒトウ)⑱である。これらの処方は急性期に用いられることが多く、慢性的に投与されることはあまり多くない。
- **人参湯**は、やはり体力が低下し、新陳代謝が低下して冷えることによって下痢するときに用いる。腹部所見として、腹部が軟らかいが心下部に圧痛があり、振水音を触れるときが適応となる。
- **半夏瀉心湯**は、体力がほぼ中等度で、嘔気があり、下痢気味のときに用いる。腹部所見としては、心下部に

つかえがあり、腹鳴がある下痢のときに用いる。腹部の緊張は比較的良好なときが適応となる。
- **啓脾湯**は、やせ気味で、顔色が悪く、食欲がなく下痢が起きているときに用いる。腹部所見としては、腹壁の緊張が弱く、振水音が認められるときが適応となる。
- 慢性の下痢が継続してなかなか改善しないときには、**真武湯**と**人参湯**の合方、あるいは**桂枝加芍薬湯**と**大建中湯**の合方を用いると下痢が改善されることがしばしば経験される。ことに最近増加しているIBSの症例に、このようなことが多く認められる。

症例

患者：80歳、女性、主婦。

主訴：腹部と下肢の冷え、下痢、腹痛。

既往歴：高血圧で降圧薬内服中、高脂血症で食事療法中、慢性胃炎。

現病歴：5～6日前から腹部と下肢に冷えが起こり、次いで下痢となった。下痢は冷えが強くなると症状が増悪する傾向にあった。

現症：身長154 cm、体重45 kg、貧血(-)、黄疸(-)、浮腫(-)、血圧150/60 mmHg、脈68/分、整。胸部の所見には異常はなかったが、腹部所見で臍部を中心に冷えがあり、下腹部の腹直筋が緊張していた。

治療：体力が低下気味で、臍部を中心に冷えを伴った下痢をしたため**真武湯** 5.0 g/日を投与した。投与2日目から、下痢や腹部と下肢の冷えは改善し、投与5日目にはこれらの症状はすべて改善した。7日間投与して投薬を中止したが、以後症状の悪化は認めなかった。

真武湯㉚

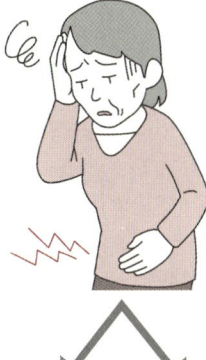

新陳代謝が低下した冷えで下痢

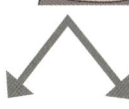

桂枝加芍薬湯㉖

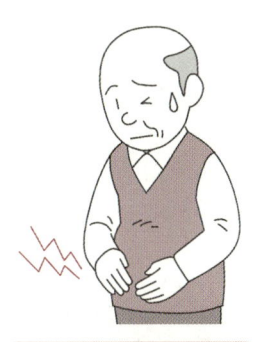

お腹に冷えと膨満感があり、しぶり腹と腹痛のあるとき

大建中湯⑩

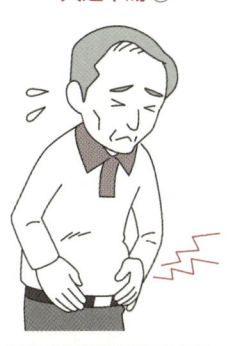

臍部中心の冷えと腸の蠕動が不穏であり、ときさど腹痛をきたす

[下痢と大腸炎]
ファーストラインと使いこなしのポイント

12. 下痢と大腸炎

[下痢と大腸炎]

漢方治療の実際

	ファーストライン	
	真武湯㉚（シンブトウ）	桂枝加芍薬湯(60)（ケイシカシャクヤクトウ）
構成生薬	茯苓（ブクリョウ）、芍薬（シャクヤク）、蒼朮（ソウジュツ）、生姜（ショウキョウ）、附子末（ブシマツ）	芍薬（シャクヤク）、桂皮（ケイヒ）、大棗（タイソウ）、甘草（カンゾウ）、生姜（ショウキョウ）
症状と使用目標	下痢と腹痛。 冷えて身体が重い。 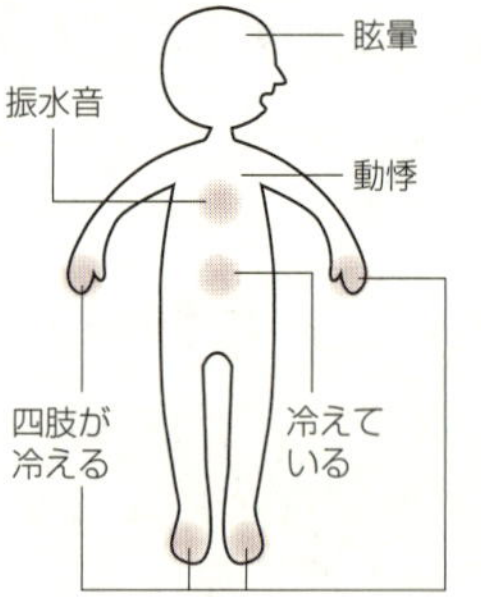眩暈 振水音 動悸 四肢が冷える 冷えている 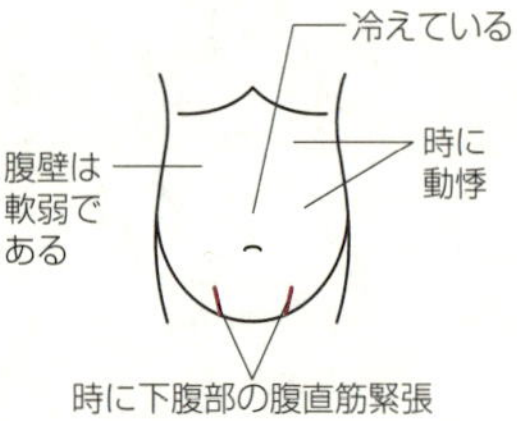冷えている 時に動悸 腹壁は軟弱である 時に下腹部の腹直筋緊張 ● 全身倦怠感。 ● めまい。 ● 動悸。	腹痛（しぶり腹）。 腹部膨満感。 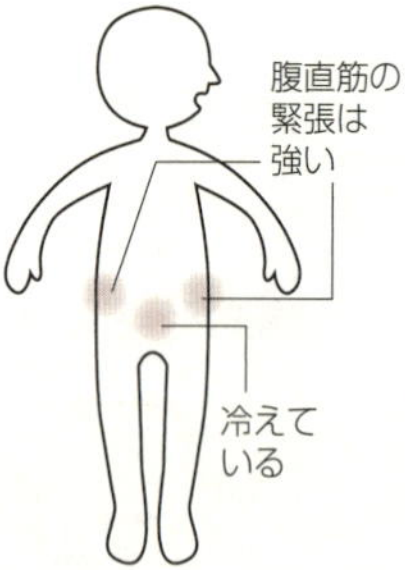腹直筋の緊張は強い 冷えている 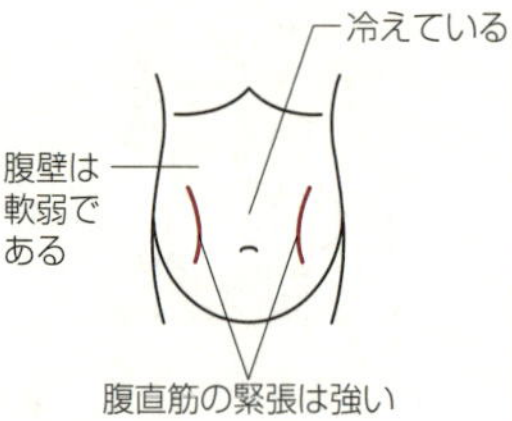冷えている 腹壁は軟弱である 腹直筋の緊張は強い ● 下痢と便秘。 ● 下痢と便秘はテネスムスを伴う。

	ファーストライン	セカンドライン
構成生薬	**大建中湯⑩**（ダイケンチュウトウ） 乾姜（カンキョウ）、人参（ニンジン）、山椒（サンショウ）	**人参湯㉜**（ニンジントウ） 乾姜（カンキョウ）、甘草（カンゾウ）、蒼朮（ソウジュツ）、人参（ニンジン） ● 食欲不振。 ● 胃部不快感。 ● 下痢。
症状と使用目標	腹痛（お腹がゴロゴロする）。腹部膨満感。 ・腹壁の過敏 ・腸の蠕動がわかる ・冷えている ・腸管の蠕動不穏 ・冷えている ・腹壁は軟弱である ・腹壁は過敏である ● 下痢と時に便秘。 ● お腹が冷えている。	**半夏瀉心湯⑭**（ハンゲシャシントウ） 半夏（ハンゲ）、黄芩（オウゴン）、乾姜（カンキョウ）、甘草（カンゾウ）、大棗（タイソウ）、人参（ニンジン）、黄連（オウレン） ● 食欲不振。 ● 嘔気、腹部膨満。 ● 腹鳴と下痢。 **啓脾湯⑫**（ケイヒトウ） 蒼朮（ソウジュツ）、茯苓（ブクリョウ）、山薬（サンヤク）、人参（ニンジン）、蓮肉（レンニク）、山査子（サンザシ）、沢瀉（タクシャ）、陳皮（チンピ）、甘草（カンゾウ） ● 食欲不振。 ● 全身倦怠感。 ● 水様性下痢。

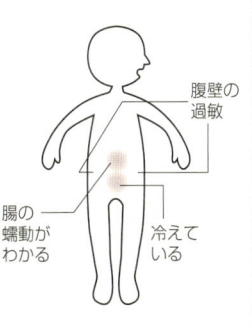

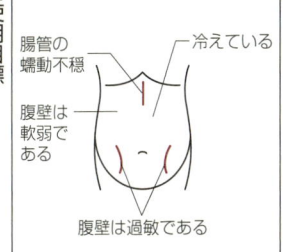

12. 下痢と大腸炎

[下痢と大腸炎]
各処方の使用時期と期間

体力	急性期	亜急性期	回復期
丈夫 ↓ 普通 ↓ 虚弱	半夏瀉心湯⑭ 桂枝加芍薬湯㊿ 人参湯㉜ 啓脾湯⑫ 真武湯㉚ 大建中湯⑩		

- ファーストラインとして用いられる**真武湯**、**桂枝加芍薬湯**、**大建中湯**は7〜14日の急性期のみに投与されることも多いが、機能性消化管障害であるIBSをはじめとする慢性下痢の症例に長期投与されることもよく経験される。このようなときの投与期間は、数か月から1年になることもある。

- セカンドラインとして用いられる**人参湯**、**半夏瀉心湯**、**啓脾湯**の3つは、ファーストラインとして用いられる処方に比べて長期投与されることが少なく、投与期間は、2週間以内の急性期投与から、4週間以内の亜急性期までの投与期間となることが多い。

- ただし、**人参湯**だけはIBS関連で、**真武湯**、**桂枝加芍薬湯**、**大建中湯**とともに長期投与されることがしばしば経験される。

胃腸疾患

胃腸疾患

13 便秘

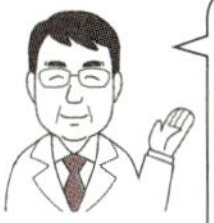

- ファーストラインの３処方!!
  ⇒**大黄甘草湯**(ダイオウカンゾウトウ)(84)、**潤腸湯**(ジュンチョウトウ)(51)、**調胃承気湯**(チョウイジョウキトウ)(74)
- 腹診で便塊を触れたり、便がコロコロしているか、腹にガスがたまるかなどによって使い分けよう！

高齢者の便秘の特徴

- 便秘は、3 日以上排便がない状態、または毎日排便があっても残便感がある状態と定義されている。そしてその原因から、続発性あるいは器質性便秘と特発性便秘の 2 種類に分けられる。
- 器質性便秘とは、痔核、大腸癌などの疾患が原因である。
- 特発性便秘とは、大腸蠕動運動や直腸機能の異常などが原因となり、機能性便秘とも呼ばれる。
- 機能性便秘は、さらに食事性便秘、直腸性便秘、痙攣性便秘、弛緩性便秘などに細分される。これらのうち臨床上最も頻度の多いのは、機能性便秘のうち直腸性便秘、痙攣性便秘、弛緩性便秘であり、いわゆる慢性便秘と呼ばれているものである。
- 直腸性便秘は不規則な生活、下剤や浣腸などの乱用で直腸内圧の感受性が低下したために起こる。

- 痙攣性便秘は、精神的ストレスや過敏性腸症候群に代表される自律神経失調により横行結腸より肛門側の下部大腸が過度に痙攣したために起こってくる。腹痛や腹部膨満感のみならず、頭痛、嘔気、めまい、のぼせ、不眠などもきたす。便は少量で、時に兎糞状を呈する。
- 弛緩性便秘は、便をためておく癖がある人によくみられることが多く、自覚症状はあまりない。食事量、食物繊維の不足、運動不足、加齢、経産婦、臥床者によくみられる腹筋力の低下が原因となって起こってくる。
- これらのうち漢方薬が適応となるのは、痙攣性便秘、弛緩性便秘である。また腸の機能不全のために便秘と下痢を繰り返すときも適応となる。

ファーストラインとセカンドライン

ファーストライン

- ファーストラインに使用したい3処方は、**大黄甘草湯**(84)、**潤腸湯**(51)、**調胃承気湯**(74)の3つである。これらの3つは、機能性便秘のうち弛緩性便秘に用いられる漢方薬である。
- **大黄甘草湯**は、大黄(ダイオウ)と甘草(カンゾウ)から構成されており、便秘の基本処方である。大黄は瀉下通便の働きが強く、甘草は鎮痙作用があり、大黄による大腸の痙攣を緩和し、強い瀉下作用をゆるめる。一方、腸管内の水分を保持して大黄の瀉下作用の効果を高める。
- **潤腸湯**も弛緩性便秘に用いられるが、**大黄甘草湯**よりはやや体力が低下して、腹壁はやや軟らかく、皮膚などに乾燥が目立ち、腹診で便塊を触れたり、便がいわ

ゆる"ウサギの糞"のようにコロコロしているときに用いる。
- **調胃承気湯**は、**大黄甘草湯**よりはもう少し体力のある症例に用い、腹壁の緊張が良好で、腹にガスがたまるときに用いる。

セカンドライン

- **桂枝加芍薬大黄湯**⑬㊃、**桂枝加芍薬湯**㊸、**大建中湯**⑩は、機能性便秘のうち、痙攣性便秘や便秘と下痢が交互に起こってくるときに用いる。
- **桂枝加芍薬大黄湯**は、体力は中等度より低下していて、腹力はやや軟、腹直筋の緊張がやや強くて便秘しているときに用いることが多い。ときどき腹満や腹痛があり、西洋薬で腹痛や下痢をきたすときに用いる。
- **桂枝加芍薬湯**は、体力的には桂枝加芍薬大黄湯より低下していて、腹診で、腹壁が軟らかく、腹部膨満があったり、腹皮拘急が触知されるときに適応となる。腹部に冷えを感じることが多い。
- **大建中湯**は、もう少し体力が低下していて、腹壁が軟らかく、腹部膨満と冷えがあり、腹部で腸の蠕動があるときに投与される。
- これらセカンドラインの3処方には漢方医学的にいう裏寒証が関与していることが多い。

症例

患者　：68歳、女性、主婦。
主訴　：腹痛、胸部膨満感、便秘。
既往歴：57歳時に子宮筋腫の手術。
現病歴：ここ2～3日前からときどき腹痛を認める。これとともに腹満となり、次第に便秘気味になってきた。
現症　：身長163 cm、体重59 kg、貧血(-)、浮腫(-)、黄疸(-)、血圧154/74 mmHg、脈64/分、整。胃部に膨満感があり、軽度の心下部痛が認められた。
治療　：**大黄甘草湯** 7.5 g/日を投与したところ、投与5日後から次第に腹満と腹痛もとれ、10日後から便通も改善し、以後は大変調子よくなったために**大黄甘草湯** 5.0 g/日を継続内服している。

大黄甘草湯（ダイオウカンゾウトウ）(84)

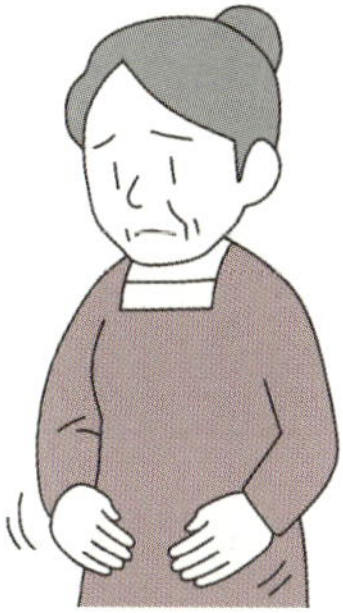

常習性便秘
腹部はやや緊張

潤腸湯（ジュンチョウトウ）(51)

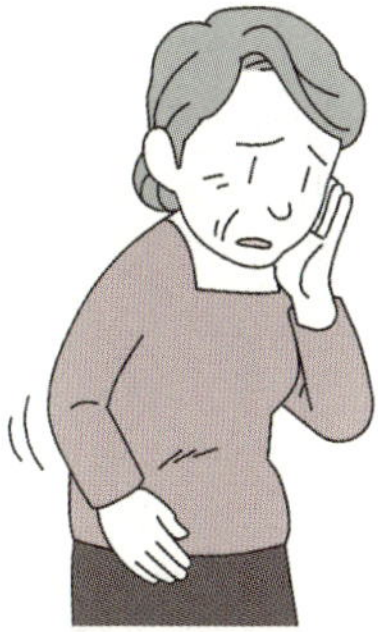

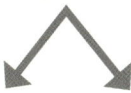

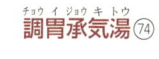

常習性便秘
皮膚乾燥
便がコロコロしている

調胃承気湯（チョウイジョウキトウ）(74)

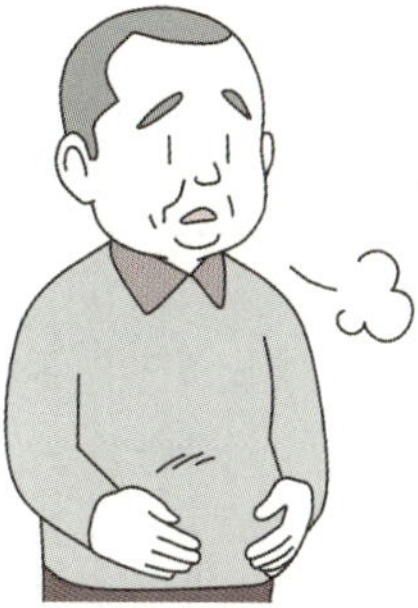

常習性便秘
腹部にガスがたまり張る

[便秘]
ファーストラインと使いこなしのポイント

[便秘]
漢方治療の実際

ファーストライン	
大黄甘草湯(ダイオウカンゾウトウ)㊴	**潤腸湯(ジュンチョウトウ)�51**
構成生薬: 大黄 (ダイオウ)、甘草 (カンゾウ)	**構成生薬**: 地黄 (ジオウ)、当帰 (トウキ)、黄芩 (オウゴン)、枳実 (キジツ)、杏仁 (キョウニン)、厚朴 (コウボク)、大黄 (ダイオウ)、桃仁 (トウニン)、麻子仁 (マシニン)、甘草 (カンゾウ)
常習性便秘あり。 胃痛があったりする。 ・心下部に抵抗感がある ・腹部は中等度の緊張あり ・心下部にやや抵抗感あり ・腹壁の緊張は中等度である 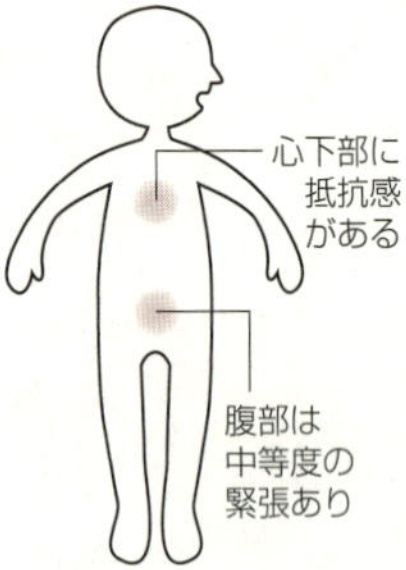 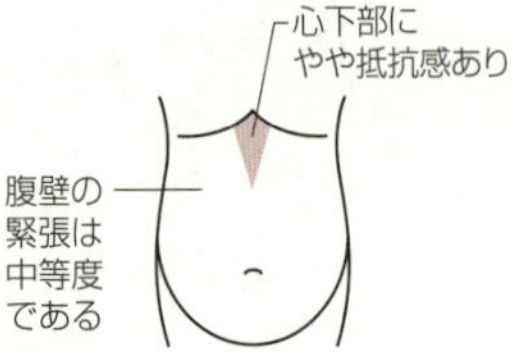 ● 腹部の緊張は中等度である。	常習性便秘あり。 皮膚が乾燥している。 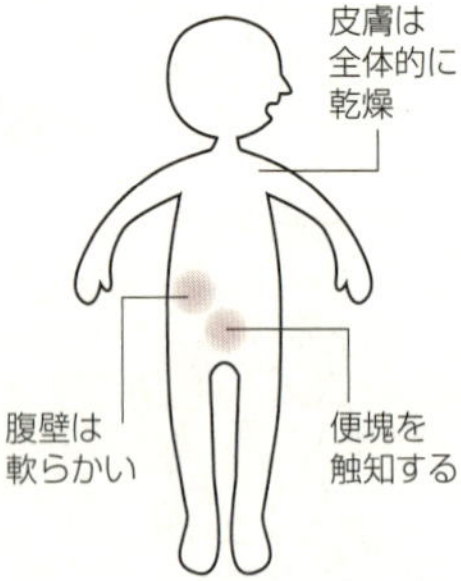 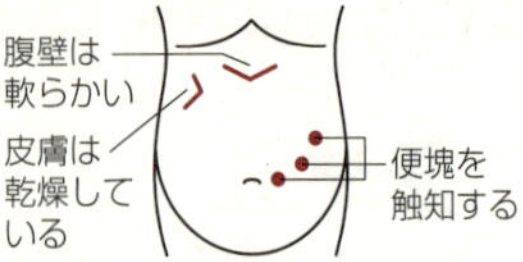 ・皮膚は全体的に乾燥 ・腹壁は軟らかい ・便塊を触知する ・腹壁は軟らかい ・皮膚は乾燥している ・便塊を触知する ● 腹部が軟らかく便塊を触知。

症状と使用目標

88　胃腸疾患

ファーストライン	セカンドライン
構成生薬	

ファーストライン

構成生薬

調胃承気湯 (チョウイジョウキトウ) ㊷

大黄 (ダイオウ)、甘草 (カンゾウ)、無水芒硝 (ムスイボウショウ)

症状と使用目標

常習性便秘あり。
腹部にガスが多い。

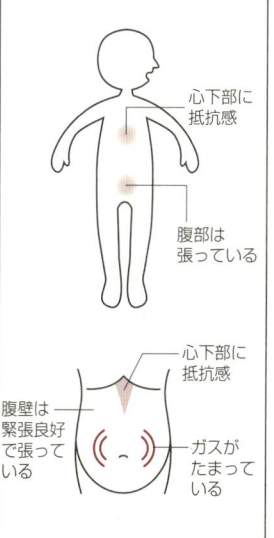

- 心下部に抵抗感
- 腹部は張っている
- 心下部に抵抗感
- 腹壁は緊張良好で張っている
- ガスがたまっている

- 腹部は緊張良好で張っている。

セカンドライン

桂枝加芍薬大黄湯 (ケイシカシャクヤクダイオウトウ) ⑬

芍薬 (シャクヤク)、桂皮 (ケイヒ)、大棗 (タイソウ)、甘草 (カンゾウ)、大黄 (ダイオウ)、生姜 (ショウキョウ)

- 腹力は中等度。
- 腹部が張っていて痛む。
- 腹直筋の緊張が強い。

桂枝加芍薬湯 (ケイシカシャクヤクトウ) ⑳

芍薬 (シャクヤク)、桂皮 (ケイヒ)、大棗 (タイソウ)、甘草 (カンゾウ)、生姜 (ショウキョウ)

- 腹壁はやや軟らかい。
- 腹部がやや張っている。
- 腹部に冷えがある。
- 腹直筋の緊張 (腹皮拘急)。

大建中湯 (ダイケンチュウトウ) ⑩⓪

乾姜 (カンキョウ)、人参 (ニンジン)、山椒 (サンショウ)

- 腹壁は軟らかい。
- 腹壁に腸管の蠕動が触知する。
- 腹壁に臍部を中心に冷えがある。

13. 便秘

[便秘]

各処方の使用時期と期間

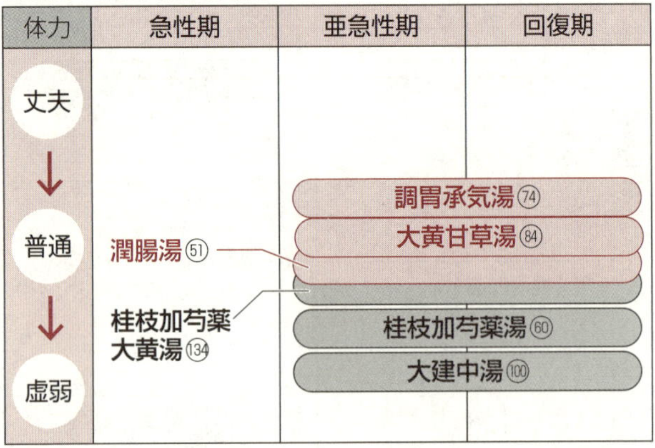

体力
急性期
亜急性期
回復期
丈夫
普通
虚弱
調胃承気湯(74)
大黄甘草湯(84)
潤腸湯(51)
桂枝加芍薬大黄湯(134)
桂枝加芍薬湯(60)
大建中湯(100)

● ファーストラインの３処方である**潤腸湯**、**調胃承気湯**、**大黄甘草湯**は弛緩性便秘に用いるが、用いるときには西洋医学的下剤が既に併用されていることが多い。このときには、西洋医学的下剤と併用することが多く、効果が発現してきたときには、西洋医学的下剤を減量することができる。それ以後は、中止することもあるが、多くの症例では投与量を減らして継続投与することが多い。

● これに対してセカンドラインの３処方である**桂枝加芍薬大黄湯**、**桂枝加芍薬湯**、**大建中湯**は、漢方医学的にいうところの腹部の冷えが原因となって消化管に機能不全が発生して便秘となったときに使用する。この機能不全の原因は消化管の微小循環不全が原因となって起こっている。この微小循環不全を漢方薬が改善することで消化管の機能を回復する。これらの症例は、西洋医学的下剤を用いるとすぐに下痢してしまうことが多く、漢方薬の治療に頼ることが多い。よって原則継続投与となることが多い。

精神神経疾患

14 頭痛

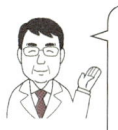

- ファーストラインの３処方!!
  ⇒ **呉茱萸湯**㉛、**葛根湯**①、**釣藤散**㊼
- 手足や心下部の冷え、項や肩のこり、既往に脳血管障害があるか、午前中に多いか、などで使い分けよう！

高齢者の頭痛の特徴

- 頭痛は体質、ストレス、冷えなどの機能的な障害によって起こる機能性頭痛と、脳腫瘍、脳血管障害、外傷などによって起こる器質性頭痛に分けられる。
- 頭痛の国際分類では、機能障害による頭痛を一次性頭痛、器質性頭痛を二次性頭痛としている。さらに一次性頭痛にも二次性頭痛にも該当しない頭痛と神経痛に分類している。
- 漢方治療が有効な頭痛は一次性頭痛がほとんどである。一次性頭痛には、片頭痛、緊張型頭痛、片頭痛と緊張型頭痛がともにある混合型頭痛、それに群発性頭痛がある。漢方治療の適応が多いのは、片頭痛と緊張型頭痛であるが、高齢者になると、緊張型頭痛が多くなる。また心理的なうつ状態による頭痛も多くなってくる。
- 器質的疾患による頭痛では側頭動脈炎や慢性硬膜下血

腫が多くなるが、これらは漢方治療の適応はなく、頸椎症による頭痛には漢方治療を併用することがしばしば経験される。

ファーストラインとセカンドライン

ファーストライン

- 漢方薬が適応となるのは一次性頭痛が多いが、とくに高齢者では緊張型頭痛の割合が高くなる。二次性頭痛としては加齢現象による頸椎症に伴う頭痛に漢方薬が併用されることが多い。
- ファーストラインで使用したい3処方は、**呉茱萸湯**㉛、**葛根湯**①、**釣藤散**㊼。
- **呉茱萸湯**は手足や心下部に冷えのあるときに認められる頭痛に有効。女性の高齢者に比較的多く認められる。頸部の筋緊張が緩和されることがしばしば経験される。
- **葛根湯**は緊張型頭痛や頸椎症などに伴う頭痛によく認められる項背部の筋の緊張を改善するのに大変有効。
- **釣藤散**は、高齢者に多い高血圧や脳血管障害に伴うイライラやのぼせ、あるいはうつ性頭痛に有効。症状としては頭痛以外に、肩こりをきたすことが多く、症状としては午前中に症状が悪いことがよくみられる。

セカンドライン

- セカンドラインとして使用したい3処方は、**五苓散**（ゴレイサン）⑰、**桂枝茯苓丸**（ケイシブクリョウガン）㉕、**桂枝人参湯**（ケイシニンジントウ）(82)。
- **五苓散**は、雨の日や曇りなどの天気が悪いときに頭痛になるときに有効。このときは肩こりを伴うことが多い。

- **桂枝茯苓丸**は、瘀血によって肩こりや頸のこりが強くなって頭痛になるときに有効。
- **桂枝人参湯**は、足が冷えて、四肢に倦怠感があり、心下部に痛みがあり下痢気味のときに起こる頭痛に有効。
- **五苓散**や**桂枝人参湯**が有効な頭痛は女性に多く、**桂枝茯苓丸**が有効な頭痛にはあまり男女差はない。

症例

患者　：78歳、女性、主婦。
主訴　：頭痛。
既往歴：若い頃から冷え症であった。この体質は今も継続している。
現病歴：70歳頃から誘因なく頭痛が起こり始めた。頭痛の起こり方は、頭の片方から痛み出し、一日ぐらい続き、なかなか治らない。
現症　：身長166 cm、体重53 kg、貧血(-)、黄疸(-)、浮腫(-)、血圧114/72 mmHg、脈78/分、整(-)。腹部を中心に全身に冷え症が認められた。胸部や腹部、さらに神経学的所見にとくに異常はなかった。
治療　：やや体力がなく、胃腸が弱く冷え症が認められる片頭痛が考えられたので、呉茱萸湯7.5 g/日を投与した。投与2週間後には頭痛が改善し始め、投与1か月後には頭痛は消失し、投与3か月後には投薬を中止し得た。

呉茱萸湯 ㉛

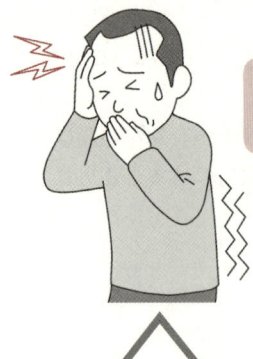

頭痛とともに手足と腹部に冷えがある

↓

葛根湯 ①

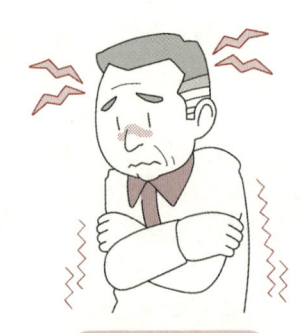

頭痛とともに肩や項にこりがある

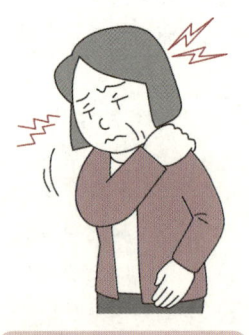

釣藤散 ㊼

既往に脳血管障害があり、午前中に多い頭痛

[頭痛]
ファーストラインと使いこなしのポイント

94　精神神経疾患

[頭痛]
漢方治療の実際

	ファーストライン	
	呉茱萸湯 ㉛ (ゴシュユトウ)	**葛根湯 ①** (カッコントウ)
構成生薬	大棗(タイソウ)、呉茱萸(ゴシュユ)、人参(ニンジン)、生姜(ショウキョウ)	葛根(カッコン)、大棗(タイソウ)、麻黄(マオウ)、甘草(カンゾウ)、桂皮(ケイヒ)、芍薬(シャクヤク)、生姜(ショウキョウ)
症状と使用目標	悪心、嘔吐を伴う頭痛。 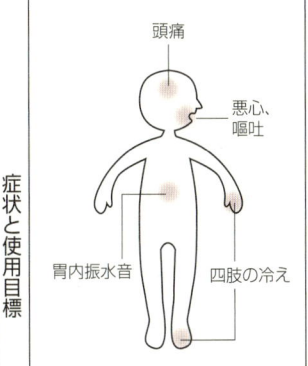 頭痛／悪心、嘔吐／胃内振水音／四肢の冷え ● 腹部や四肢の冷え、頭項の筋肉が強直する。	項背部の筋緊張を伴う頭痛。 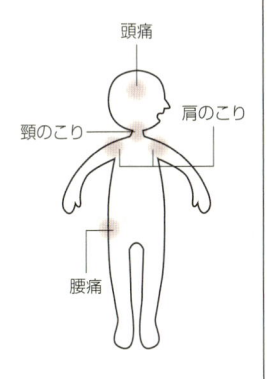 頭痛／頸のこり／肩のこり／腰痛 ● 肩こり、腰痛。

14. 頭痛

ファーストライン

釣藤散（チョウトウサン）㊼

構成生薬

石膏（セッコウ）、釣藤鈎（チョウトウコウ）、陳皮（チンピ）、麦門冬（バクモンドウ）、半夏（ハンゲ）、茯苓（ブクリョウ）、菊花（キクカ）、人参（ニンジン）、防風（ボウフウ）、甘草（カンゾウ）、生姜（ショウキョウ）

症状と使用目標

めまい、のぼせなどを伴う頭痛。

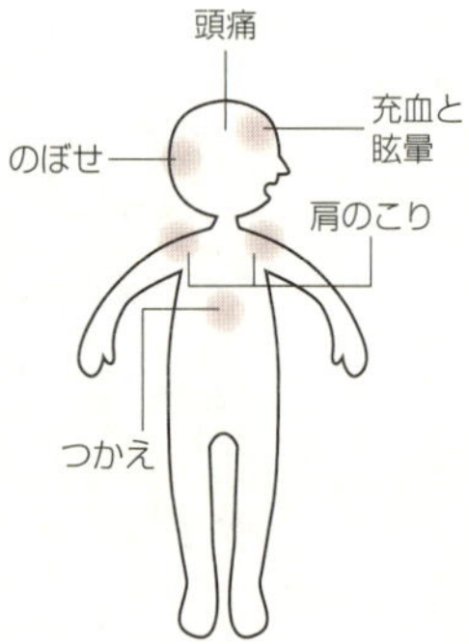

- 肩こりや心下部につかえがある。

セカンドライン

五苓散（ゴレイサン）⑰

沢瀉（タクシャ）、蒼朮（ソウジュツ）、猪苓（チョレイ）、茯苓（ブクリョウ）、桂皮（ケイヒ）

- 頭痛とともに、悪心、嘔吐、めまいなどの症状がある。心下部に振水音を認める。

桂枝茯苓丸（ケイシブクリョウガン）㉕

桂皮（ケイヒ）、芍薬（シャクヤク）、桃仁（トウニン）、茯苓（ブクリョウ）、牡丹皮（ボタンピ）

- 頭痛とともに、肩こり、めまい、のぼせ、足の冷えなどの症状がある。

桂枝人参湯（ケイシニンジントウ）(82)

桂皮（ケイヒ）、甘草（カンゾウ）、蒼朮（ソウジュツ）、人参（ニンジン）、乾姜（カンキョウ）

- 頭痛と頭重とともに、食欲不振、悪心、嘔吐や下痢などの消化器症状がある。

[頭痛]
各処方の使用時期と期間

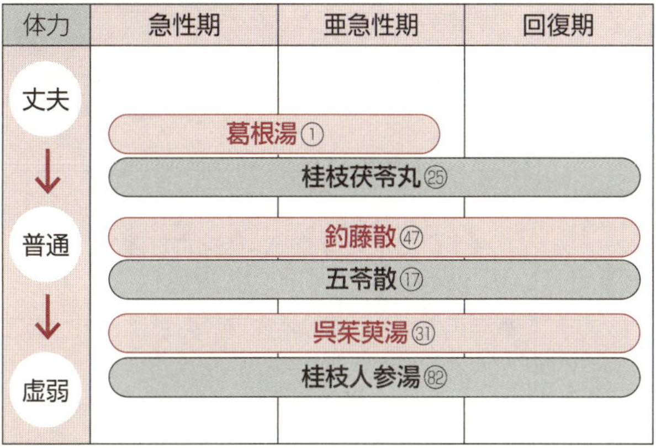

体力	急性期	亜急性期	回復期
丈夫	葛根湯①		
↓	桂枝茯苓丸㉕		
普通	釣藤散㊼		
	五苓散⑰		
↓	呉茱萸湯㉛		
虚弱	桂枝人参湯�82		

- ファーストラインのうち、葛根湯は原則的に急性期投与が原則。少し長期に投与しても亜急性期までの投与。したがって投与期間は 4〜5 日から、長くても 14 日以内。
- 呉茱萸湯と釣藤散は、急性期から投与し症状が改善するまで比較的長期間にわたって投与することが多い。ともに症状改善が得られるまでは平均 7 日から 14 日ぐらいであり、その後症状が改善されても継続的に投与すると有効なことが多い。
- セカンドライン 3 処方である**五苓散、桂枝茯苓丸、桂枝人参湯**も急性期からの投与が原則。ともに症状が改善するまで 7〜14 日ぐらいであり、症状が改善後中止し得るが、減量しながらも長期投与したほうが有効性が得られることも多い。

精神神経疾患

15 眩暈

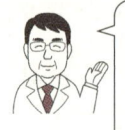

- ファーストラインの3処方!!
  ⇒ **半夏白朮天麻湯**㊲、**苓桂朮甘湯**㊴、**五苓散**⑰
- 手足の冷えや胃腸障害、動悸、頭痛、肩こり、むくみなどで使い分けよう!

高齢者の眩暈の特徴

- 眩暈(めまい)は、症候的には主に①回転性、②浮動性、③起立性などに分けられる。
- ①回転性のものは前庭神経核より末梢の障害によって生じ、多くは耳の障害によって起こる。②浮動性のものは高血圧や腫瘍などによる中枢神経の障害によって起こる。③起立性のものは血管迷走神経反射、大血管や心疾患などによる脳循環不全によって起こる。
- 眩暈を起こす原因は、神経系、循環器系、全身性の3つがあり、①回転性の眩暈は、神経系に原因があり、③起立性眩暈は循環器系に原因があり、②浮動性眩暈はその両方に原因があるとされている。
- 高齢者では、内耳障害による眩暈、椎骨脳底動脈循環不全による起立性循環不全による眩暈が多い。
- 漢方薬の適応の多いのは内耳障害や椎骨脳底動脈循環不全による眩暈に多く、西洋医学的治療と併用される

ことも多い。

ファーストラインとセカンドライン

ファーストライン

- ファーストラインで使用したい3処方は、**半夏白朮天麻湯**㊲、**苓桂朮甘湯**㊴、**五苓散**⑰。
- **半夏白朮天麻湯**は、六君子湯(リックンシトウ)に熱を取り気を整える生薬を加えて、胃腸虚弱があり冷え症気味の人が起こす眩暈に有効である。西洋医学的には内耳障害や起立性低血圧が原因となる眩暈に有効。
- **苓桂朮甘湯**は、気と水が上衝することによって起こる眩暈に有効。やはり内耳性や起立性の眩暈に有効である。
- **五苓散**は4つの利水剤と桂枝(ケイシ)からなるため、体内の水分代謝を調整するのに大変良い漢方薬である。よって内耳性、浮動性、起立性など、すべての原因で起こる眩暈に有効である。

セカンドライン

- セカンドラインで使用したい3処方は、**真武湯**(シンブトウ)㉚、**桂枝茯苓丸**(ケイシブクリョウガン)㉕、**当帰芍薬散**(トウキシャクヤクサン)㉓。
- **真武湯**は胃腸が弱くて下痢気味で、歩いてもややふらつきがあり、目の前に物が通過するような眩暈のときに有効。
- **桂枝茯苓丸**は、肩こり、頭痛、高血圧に伴う浮動性の眩暈に有効。**当帰芍薬散**も脳血管障害に伴う浮動性の眩暈に有効。
- 眩暈に対する漢方薬は、**半夏白朮天麻湯**がやや女性に適応例も多く、かつ有効例も多いこと以外には適応と

有効性に男女差は認めない。

症例

患者　：72歳、女性、主婦。
主訴　：起立時の眩暈。
既往歴：慢性胃炎で加療中。
現病歴：日頃から起立時に眩暈を起こすことがときどきあったが、このところ手足の冷え、食欲の低下とともに、頻回に眩暈が起こることが多くなった。
現症　：身長 158 cm、体重 51 kg、貧血(±)、浮腫(−)、黄疸(−)、血圧 98/54 mmHg、脈 82/分、整。胸部や腹部、さらに神経学的な理学的所見にはとくに異常はなかった。
治療　：体力が低下傾向で、胃腸の機能低下があり、四肢の末梢循環不全があることから、半夏白朮天麻湯 7.5 g/日を投与した。投与14日で胃腸や手足の冷えが改善し、28日後には起立時の眩暈もかなり改善、56日後には症状が消失した。現在 5 g/日を継続的に内服している。

半夏白朮天麻湯 ㊲

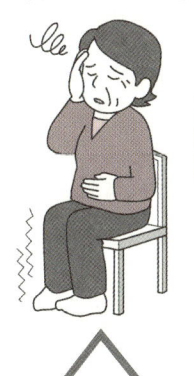

眩暈とともに手足の冷えや胃腸障害がある

↓

苓桂朮甘湯 ㊴

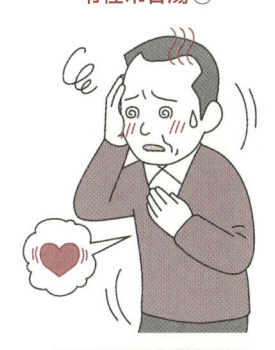

眩暈とともに胃腸障害や動悸がある

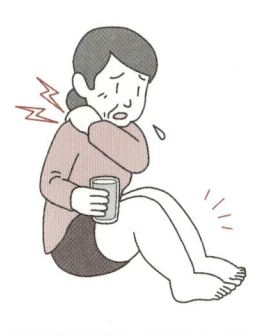

五苓散 ⑰

眩暈とともに頭痛、肩こり、むくみがある

[眩暈]
ファーストラインと使いこなしのポイント

[眩暈]
漢方治療の実際

	ファーストライン	
構成生薬	**半夏白朮天麻湯 ㊲** (ハンゲビャクジュッテンマトウ) 陳皮（チンピ）、半夏（ハンゲ）、白朮（ビャクジュツ）、茯苓（ブクリョウ）、天麻（テンマ）、黄耆（オウギ）、沢瀉（タクシャ）、人参（ニンジン）、黄柏（オウバク）、乾姜（カンキョウ）、生姜（ショウキョウ）、麦芽（バクガ）	**苓桂朮甘湯 ㊴** (リョウケイジュツカントウ) 茯苓（ブクリョウ）、桂皮（ケイヒ）、蒼朮（ソウジュツ）、甘草（カンゾウ）
症状と使用目標	眩暈、頭重感、頭痛、嘔気、嘔吐。 頭痛／眩暈／嘔気／全身倦怠感／心下部に違和感／下肢の冷え ● 胃腸が弱い。 ● 下肢を中心とした冷え症がある。	眩暈、身体動揺感、頭痛、のぼせ。 頭痛／眩暈／身体動揺感／心下部に違和感 ● 胃腸が弱い。 ● 動悸と息切れ。

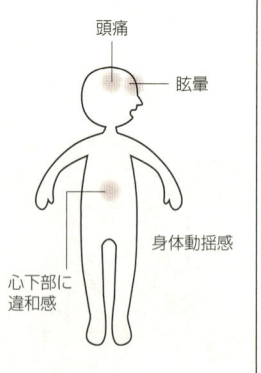

102　精神神経疾患

ファーストライン	セカンドライン
構成生薬 **五苓散⑰** 沢瀉（タクシャ）、蒼朮（ソウジュツ）、猪苓（チョレイ）、茯苓（ブクリョウ）、桂皮（ケイヒ）	**真武湯㉚** 茯苓（ブクリョウ）、芍薬（シャクヤク）、蒼朮（ソウジュツ）、生姜（ショウキョウ）、附子末（ブシマツ） ● 眩暈、身体動揺感、動悸、下痢、冷え。
症状と使用目標 眩暈、頭痛、肩こり、浮腫。 頭痛 — 眩暈 — 口渇 — 肩のこり — 心下部に違和感 — 浮腫 ● 胃腸が弱い	**桂枝茯苓丸㉕** 桂皮（ケイヒ）、芍薬（シャクヤク）、桃仁（トウニン）、茯苓（ブクリョウ）、牡丹皮（ボタンピ） ● 眩暈、肩こり、頭痛、のぼせ、冷え。 **当帰芍薬散㉓** 芍薬（シャクヤク）、蒼朮（ソウジュツ）、沢瀉（タクシャ）、茯苓（ブクリョウ）、川芎（センキュウ）、当帰（トウキ） ● 眩暈、頭痛、全身倦怠感、肩こり、四肢の冷え。

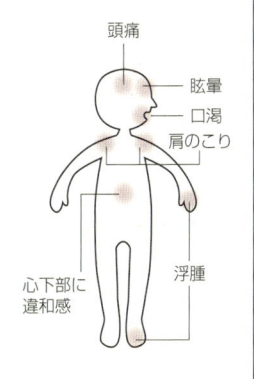

[眩暈]
各処方の使用時期と期間

体力	急性期	亜急性期	回復期
丈夫 ↓ 普通 ↓ 虚弱	桂枝茯苓丸㉕ 五苓散⑰ 苓桂朮甘湯㊴ 当帰芍薬散㉓ 半夏白朮天麻湯㊲ 真武湯㉚		

- ファーストラインの半夏白朮天麻湯、苓桂朮甘湯、五苓散、セカンドラインの真武湯、桂枝茯苓丸、当帰芍薬散、いずれの処方も急性期から使用を開始し、症状の推移をみながら回復期まで継続投与が可能となる。
- しかしファーストライン3処方のうち、苓桂朮甘湯と五苓散は、眩暈に対しては、投与14日間以内に中止し得ることが多い。半夏白朮天麻湯は、投与期間が14日から28日程度のことが多い。
- セカンドラインの真武湯、桂枝茯苓丸、当帰芍薬散のうち、真武湯は眩暈に対しては、投与14日間以内に中止となることが多い。これに対して桂枝茯苓丸と当帰芍薬散は、眩暈に対しては投与14日から28日程度のことが多いが、長期投与になる症例もしばしば経験される。

104　精神神経疾患

精神神経疾患

16 認知症に関連した陽性の BPSD 症状

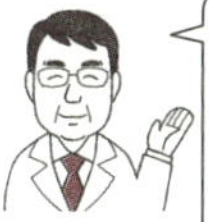

●ファーストラインの３処方 !!
⇒抑肝散（ヨクカンサン）(54)、大黄甘草湯（ダイオウカンゾウトウ）(84)、黄連解毒湯（オウレンゲドクトウ）⑮
●体力、イライラ、興奮状態、便秘の有無などで使い分けよう！

陽性の BPSD 症状の特徴

- 認知症は超高齢社会の日本において、よりいっそう深刻な社会問題となることは周知の事実である。
- 認知症状は、記憶障害に見当識障害、判断力の障害、実行機能障害などの認知機能障害をきたす中核症状と、徘徊などの行動障害、幻覚などの精神症状、うつや不安などの感情障害、意欲低下や意欲亢進などの意欲障害をきたす周辺症状（behavioral and psychological symptoms of dementia：BPSD）に大きく分かれる。
- 認知症の患者数は、軽度認知障害（mild cognitive impairment：MCI）も含むと、65 歳以上では調査によって差があるものの 4 ～ 9 % 程度あり、2026 年には 10 % を超えるとされている。現在でも明確な認知症患者だけでも 200 ～ 300 万人程度いると考えられている。
- 中核症状に対する薬物治療は、アセチルコリンエステラーゼ阻害薬（AChE 阻害薬）と過剰なグルタミン酸

による NMDA（*N*-メチル-D-アスパラギン酸）受容体の過活性阻害薬（NMDA 受容体拮抗薬）が中心となり、漢方薬による特定の治療はない。

● 漢方薬による治療効果が高いのは BPSD 症状に対してである。BPSD 症状は、陽性症状（暴力、暴言、徘徊、独言、妄想、幻覚など）と陰性症状（無気力、無関心、無動、うつ状態など）に分かれるが、本項では陽性症状に、次項「17」（p.113）では陰性症状に有効な薬物を解説する。

● 認知症の治療は、これら薬物療法以外に、高血圧、高脂血症、糖尿病などの生活習慣病予防や、発症後も回想療法、音楽療法、絵画療法、アニマルセラピーなどのいろいろな治療を集学的に行うことがよい。

ファーストラインとセカンドライン

ファーストライン

● 認知症の中核症状は個人因子や環境因子の影響を受けにくいが、BPSD 症状は個人因子はもちろん、環境因子の影響を大きく受けやすい。したがって暴力、暴言、徘徊、独言、妄想などの興奮性の症状が強い陽性 BPSD 症状を呈している症例は、落ちついた環境下に加療しなくてはいけない。

● 西洋医学的治療としては非定型抗精神病薬を用いることが多いが、2005 年の米国 FDA（食品医薬品局）の副作用勧告以来、漢方薬を治療に用いることが多くなってきた。

● ファーストラインの 3 処方は、**抑肝散**(54)、**大黄甘草湯**(84)、**黄連解毒湯**⑮。

- 最も頻度の高いのは**抑肝散**。体力的にはやや低下した症例で、いつもイライラして、神経過敏で過興奮にあるときに有効である。
- 次に多いのは**大黄甘草湯**。体力的にはほぼ中等度で、便秘があり、いつもイライラして過興奮気味にある症例に用いる。便秘を解消するとともに、頭の興奮状態も改善する。
- 3つめは**黄連解毒湯**。体力は比較的あり、便秘はなく、赤ら顔で興奮の強い症例に用いるとよい。

> セカンドライン

- セカンドラインの3処方は、**抑肝散加陳皮半夏**㉘、**甘麦大棗湯**㋄、**桂枝加竜骨牡蛎湯**㉖。
- **抑肝散加陳皮半夏**は、**抑肝散**を用いるようなタイプの症例で、少し胃腸が弱く体力が低下気味のときに用いる。**抑肝散**は男性に、**抑肝散加陳皮半夏**は女性に有効例が多い傾向がある。
- **甘麦大棗湯**は、体力的にはやや低下気味で、不安と不眠傾向があり、周期的にヒステリーのような過興奮をきたす症例に有効である。
- **桂枝加竜骨牡蛎湯**は、体力的にはやはり低下気味で、不眠とともに夢をよく見ることが多く、不安、不眠、動悸をきたす症例に有効である。

症例

患者　：78歳、男性、無職。
主訴　：イライラ、易興奮性。
既往歴：慢性胃炎、不眠傾向で睡眠薬をよく内服している。
現病歴：日頃から神経質であり、不眠傾向、物事が思うようにすすまないと、いつもイライラしていた。ときどき周囲の人を怒鳴り散らすこともあった。最近物忘れがひどくなるとともに、この傾向がさらに強くなった。
現症　：身長162 cm、体重54 kg、貧血(−)、浮腫(−)、黄疸(−)、血圧128/74 mmHg、脈72/分、整。腹部所見として右季肋部と心下部に軽度の圧痛があり、左腹直筋がやや緊張していた。神経学的にはとくに大きな問題はなかった。
治療　：やや虚証で、腹直筋も緊張、いつもイライラして興奮している傾向があるので**抑肝散** 7.5 g/日を投与した。投与14日でイライラや易興奮性は鎮静化し、28日でかなり症状が安定化した。現在は5.0 g/日にて維持療法を行い、症状は安定している。

抑肝散㊹

イライラ、易興奮性

大黄甘草湯㉘

不穏、興奮、便秘

黄連解毒湯⑮

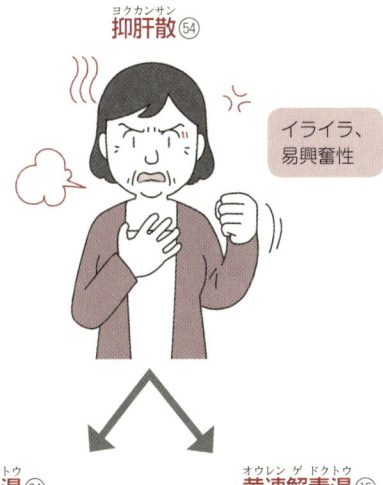

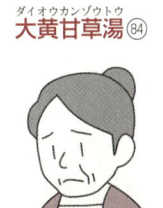

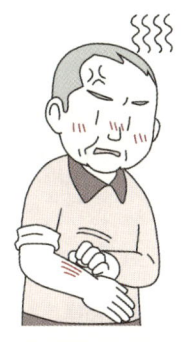

のぼせ、赤ら顔、イライラ

[陽性のBPSD症状]
ファーストラインと使いこなしのポイント

[陽性のBPSD症状]
漢方治療の実際

	ファーストライン	
構成生薬	**抑肝散 ㊴**（ヨクカンサン）	**大黄甘草湯 ㉘**（ダイオウカンゾウトウ）
	蒼朮（ソウジュツ）、茯苓（ブクリョウ）、川芎（センキュウ）、釣藤鈎（チョウトウコウ）、当帰（トウキ）、柴胡（サイコ）、甘草（カンゾウ）	大黄（ダイオウ）、甘草（カンゾウ）
症状と使用目標	イライラ、神経過敏、興奮傾向。 イライラして神経過敏 腹直筋が緊張 心下部の詰まり ● 眼瞼の瘙痒。	イライラ、便秘。 腹満 心下部の詰まり ● やや不眠傾向。

110　精神神経疾患

	ファーストライン	セカンドライン
構成生薬	**黄連解毒湯** ⑮ 黄芩（オウゴン）、黄連（オウレン）、山梔子（サンシシ）、黄柏（オウバク）	**抑肝散加陳皮半夏** ㉝ 半夏（ハンゲ）、蒼朮（ソウジュツ）、茯苓（ブクリョウ）、川芎（センキュウ）、釣藤鈎（チョウトウコウ）、陳皮（チンピ）、当帰（トウキ）、柴胡（サイコ）、甘草（カンゾウ） ● イライラ、神経過敏。
症状と使用目標	イライラ、精神不安、赤ら顔。 のぼせ、不眠 モヤモヤ 赤ら顔（目の充血もときどきある） 心下部の詰まり ● 高血圧傾向。 ● 動悸。	**甘麦大棗湯** ㉒ 大棗（タイソウ）、甘草（カンゾウ）、小麦（ショウバク） ● ヒステリー症状、不眠。 **桂枝加竜骨牡蛎湯** ㉖ 桂皮（ケイヒ）、芍薬（シャクヤク）、大棗（タイソウ）、牡蛎（ボレイ）、竜骨（リュウコツ）、甘草（カンゾウ）、生姜（ショウキョウ） ● 動悸、不安、不眠。

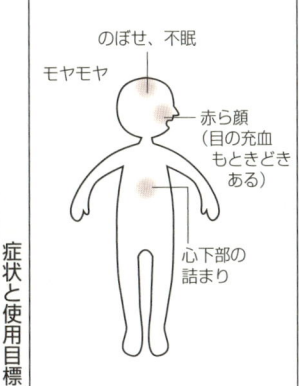

16. 認知症に関連した陽性のBPSD症状

[陽性の BPSD 症状]
各処方の使用時期と期間

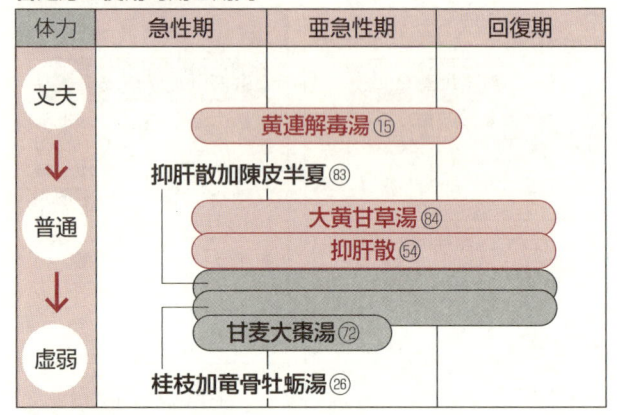

体力	急性期	亜急性期	回復期
丈夫 ↓ 普通 ↓ 虚弱	抑肝散加陳皮半夏㉝ 桂枝加竜骨牡蛎湯㉖	黄連解毒湯⑮ 大黄甘草湯�84 抑肝散㊄ 甘麦大棗湯㉒	

- **黄連解毒湯**や**甘麦大棗湯**は急性期の投与が原則で、長期的に用いても亜急性期までの投与が多い。とくに実証で熱性の症状に用いる**黄連解毒湯**はあまり長期的な投与は特殊なケースを除き行わない。
- **抑肝散**や**抑肝散加陳皮半夏**も急性期から使用して、慢性期まで投与することが多い漢方薬であるが、症状が安定すると、比較的に投与量を簡単に減量し得る。また廃薬も比較的に可能である。とくに高齢者では偽アルドステロン血症が甘草の影響で起こりやすいので電解質の精査をときどき行うことが重要である（p.7 参照）。
- **大黄甘草湯**も長期投与になると大黄に薬物耐性を起こすことがあるので注意が必要である。
- **桂枝加竜骨牡蛎湯**は比較的長期投与が多くなる傾向にある。

精神神経疾患

17 認知症に関連した陰性のBPSD症状

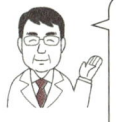

- ファーストラインの3処方!!
  ⇒ 補中益気湯㊶、六君子湯㊸、半夏厚朴湯⑯
- 全身倦怠感、抑うつ気分、食欲低下、手足の冷え、咽喉頭部の違和感、動悸、嘔気などで使い分けよう!

陰性のBPSD症状の特徴

- 前項「16」（p.105）で示したように、BPSD症状には陽性、すなわち徘徊や幻覚などの興奮性の症状と、意欲低下、うつや不安による感情障害などの抑制性の症状をきたす陰性BPSD症状がある。
- 陽性BPSD症状は、介護に対する抵抗性が著しく増すため、また家庭でも介護施設でも周囲に対する影響が大きいため、早期から探知されることが多い。治療に関しても積極的に行われる。
- 一方、陰性BPSD症状は、症例の訴えが著しく低下するため早期発見が難しいケースが多い。確かに周囲に対する影響は少ないが、発見されないと意欲低下からADL（日常生活動作）が著しく低下し、認知症がさらに進行したり、食欲低下から脱水や低栄養状態になり、肺炎や尿路感染症をきたし、重篤な状態になることもある。

- 西洋医学的治療では、アセチルコリンエステラーゼ阻害薬（AChE阻害薬）に多少有効性があるが、漢方薬が最も適応されるところである。

ファーストラインとセカンドライン

ファーストライン

- 陰性のBPSD症状に使用したいファーストラインは、**補中益気湯**㊶、**六君子湯**㊸、**半夏厚朴湯**⑯。
- 最も使用頻度が高いのは**補中益気湯**。陰性のBPSD症状によくみられる全身倦怠感、抑うつ気分、食欲低下があるときによく使用する。
- 次に多いのが**六君子湯**。比較的体力の低下した高齢者で、全身倦怠感、手足の冷えなどを伴いながら食欲不振や心下部に不快感のあるときに使用する。
- 3つめが**半夏厚朴湯**。脳血管障害の後にうつ症状に陥ったときに使用すると有効である。

セカンドライン

- セカンドラインとして使用頻度が多いのは、**当帰芍薬散**㉓であり、次に**香蘇散**㋀や**十全大補湯**㊽である。
- **当帰芍薬散**は、**補中益気湯**や**六君子湯**が気力低下による脱力症状であるのに対して、冷え症があり、やや浮腫傾向があり、気力が低下しているようなBPSD症状に使用すると有効。
- **香蘇散**は、かぜ症候群の後などに陰性のBPSD症状となり、気うつ、頭痛、めまい、食欲不振のあるときに使用すると有効。
- **十全大補湯**は、全身倦怠感や食欲不振とともに、皮膚が乾燥して貧血傾向にあるときに用いると有効。

症例

患者　：77歳、女性、主婦。
主訴　：抑うつ気分、全身倦怠感、食欲不振。
既往歴：76歳時より初期アルツハイマー病と診断され、認知症治療薬を内服している。
現病歴：3か月前から抑うつ傾向になり、2か月前には全身倦怠感が出現し、ここ1か月前には食欲不振が出現してきた。体重も1か月で3kg減少した。
現症　：身長152cm、体重40kg、貧血(±)、浮腫(-)、黄疸(-)、血圧106/66mmHg、脈64/分、整。胸部所見や神経学的な所見にもとくに異常を認めなかった。
治療　：やや体力がなく、気力低下、気分停滞、食欲不振症状があり、腹診で振水音と胸脇苦満があることから補中益気湯5.0g/日を投与した。投与14日後には抑うつ気分、全身倦怠感が改善し、投与28日後には食欲も改善した。投与56日後には体重も元に戻ったため投与を中止したが、以後の経過は良好である。

補中益気湯 ㊶
(ホチュウエッキトウ)

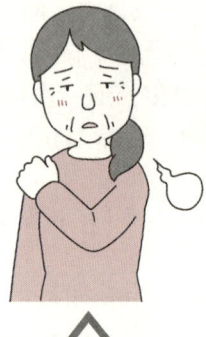

抑うつ気分
全身倦怠感
食欲低下

六君子湯 ㊸
(リックンシトウ)

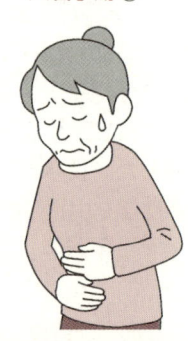

食欲低下、抑うつ、
手足の冷え

半夏厚朴湯 ⑯
(ハンゲコウボクトウ)

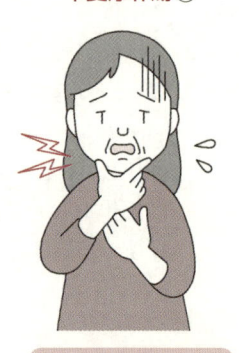

抑うつ、喉の詰まり、
腹が張る

[陰性の BPSD 症状]
ファーストラインと使いこなしのポイント

116　精神神経疾患

[陰性の BPSD 症状]
漢方治療の実際

ファーストライン	
	補中益気湯㊶ (ホチュウエッキトウ)	**六君子湯㊸** (リックンシトウ)
構成生薬	黄耆（オウギ）、蒼朮（ソウジュツ）、人参（ニンジン）、当帰（トウキ）、柴胡（サイコ）、大棗（タイソウ）、陳皮（チンピ）、甘草（カンゾウ）、升麻（ショウマ）、生姜（ショウキョウ）	蒼朮（ソウジュツ）、人参（ニンジン）、半夏（ハンゲ）、茯苓（ブクリョウ）、大棗（タイソウ）、陳皮（チンピ）、甘草（カンゾウ）、生姜（ショウキョウ）
症状と使用目標	うつ傾向。 全身倦怠感。 食欲が低下している。 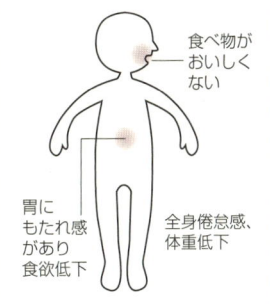 気力が低下している 食べ物がおいしくない 胃にもたれ感があり食欲低下 全身倦怠感、体重低下 ● 疲れやすい。 ● かぜをひきやすい。	食欲が低下している。 胃がもたれる。 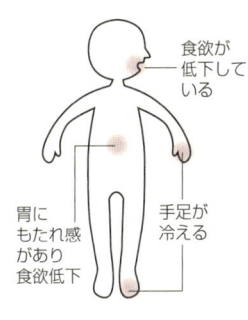 食欲が低下している 胃にもたれ感があり食欲低下 手足が冷える ● 手足が冷える。 ● うつ傾向。

17. 認知症に関連した陰性の BPSD 症状

	ファーストライン	セカンドライン
構成生薬	**半夏厚朴湯⑯** (ハンゲコウボクトウ) 半夏 (ハンゲ)、茯苓 (ブクリョウ)、厚朴 (コウボク)、蘇葉 (ソヨウ)、生姜 (ショウキョウ)	**当帰芍薬散㉓** (トウキシャクヤクサン) 芍薬 (シャクヤク)、蒼朮 (ソウジュツ)、沢瀉 (タクシャ)、茯苓 (ブクリョウ)、川芎 (センキュウ)、当帰 (トウキ) ● 疲れやすい、冷え性。 ● むくみやすい。 ● 貧血傾向。
症状と使用目標	気分がうつで不安。喉や胸が詰まる。 気分がうつで不安 喉が詰まっている 胸が詰まっている お腹は全体的に軟らかいが張っている状態 ● お腹が軟らかいが張っている。	**香蘇散㉚** (コウソサン) 香附子 (コウブシ)、蘇葉 (ソヨウ)、陳皮 (チンピ)、甘草 (カンゾウ)、生姜 (ショウキョウ) ● うつ傾向。 ● 胃腸が弱い。 ● 食欲不振。 **十全大補湯㊽** (ジュウゼンタイホトウ) 黄耆 (オウギ)、桂皮 (ケイヒ)、地黄 (ジオウ)、芍薬 (シャクヤク)、川芎 (センキュウ)、蒼朮 (ソウジュツ)、当帰 (トウキ)、人参 (ニンジン)、茯苓 (ブクリョウ)、甘草 (カンゾウ) ● 全身倦怠感、皮膚が乾燥、貧血、食欲不振、体重低下。

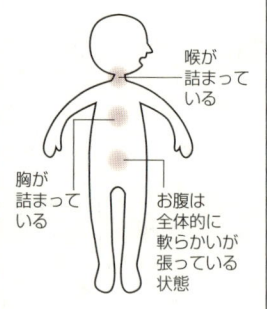

[陰性の BPSD 症状]
各処方の使用時期と期間

体力	急性期	亜急性期	回復期
丈夫 ↓ 普通 ↓ 虚弱		半夏厚朴湯⑯ 補中益気湯㊶ 当帰芍薬散㉓ 六君子湯㊳ 香蘇散⑰ 十全大補湯㊽	

- 本項は、陰性 BPSD 症状に投与する処方なので、すべて体力低下気味の症例に投与する処方である。
- 6 処方とも急性期から回復期まで継続的に投与することが多い処方であるが、投与量や投与期間はなるべく少ない期間にすることが重要である。すなわち症状や体力が回復したなら、すみやかに一度中止してみるべきと考えられる。
- そのときに症状が再発したら、再度、症状を改善維持していた投与量を投与すべきである。

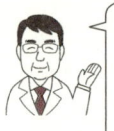

循環器疾患

18 高血圧

- ファーストラインの3処方!!
  ⇒ 桂枝茯苓丸㉕、桃核承気湯㉑、釣藤散㊼
- 頭頸部や肩のこり、頭痛、のぼせや便秘、眩暈などで使い分けよう!

高齢者の高血圧の特徴

- 日本には4,000万人の高血圧の人がいると推定される。
- 治療は食事療法、とくに食塩制限、カリウムを豊富に含む野菜、果物、豆などの摂取を増やす。
- 飲酒の制限、ダイエット、禁煙、生活習慣として、トイレや浴室の暖房を整えたり、逆に熱すぎる入浴、冷水浴、サウナなどは避けるべきである。また、排便に伴ういきみは血圧を上昇させるので避ける。
- 薬物療法としては、Ca受容体拮抗薬、降圧利尿薬、アンジオテンシン変換酵素（ACE）阻害薬、アンジオテンシンⅡ受容体拮抗薬、α遮断薬、β遮断薬などを用いて治療する。
- 漢方薬も心因性ストレスや肩こりなどが原因となる高血圧には、有効なこともある。

ファーストライン

- 頭頸部や肩のこりが原因で高血圧が惹起されていると

きには、**桂枝茯苓丸**㉕である。桂皮、芍薬、桃仁、茯苓、牡丹皮から構成されており、末梢循環改善作用があるため、頭頸部や肩のこりを改善することで血圧を低下させる。
- **桃核承気湯**㉛は桃仁、桂皮、大黄、甘草、芒硝から構成されており、のぼせ、頭痛、便秘などの症状が認められるときに有効である。
- **釣藤散**㊼は、脳血管障害の既往歴があり、午前中に頭痛があり、眩暈を認めるなどの症状を呈するときには有効である。

症例

患者　：76歳、男性、会社役員。
主訴　：肩こり、頭痛、のぼせ。
既往歴：高血圧、高脂血症で食事療法と内服治療中。
現病歴：65歳頃から高血圧と高脂血症があり、食事療法と内服治療中であった。ここ2か月会社の仕事が忙しくなり、肩や頸のこり、頭痛もときどき認められるようになり、血圧も次第に上昇してきた。
現症　：身長171 cm、体重68 kg、貧血(-)、黄疸(-)、浮腫(-)、血圧168/90 mmHg、脈74/分、整。胸部と腹部、神経学的所見にはとくに異常は認められなかった。頸や肩のこりは強く、頭痛もときどきあった。
治療　：仕事のストレスから頸や肩のこり、頭痛が起きて血圧が上昇していると考えられる。**桂枝茯苓丸**7.5 g/日を投与したところ、7日目から次第に症状が緩和され、14日目には頸や肩のこり、頭痛は消失した。28日後には完全に症状が消失、以後5.0 g/日で継続投与している。

桂枝茯苓丸㉕
(ケイシブクリョウガン)

高血圧とともに頸や肩のこり、頭痛のあるとき

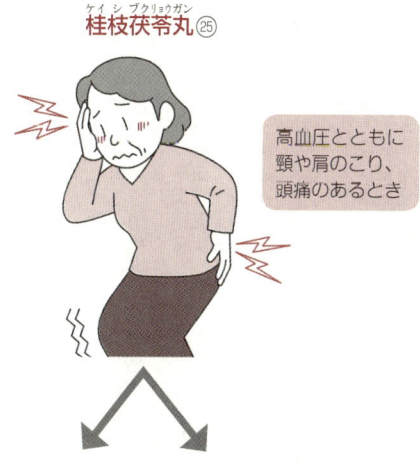

桃核承気湯㉛
(トウカクジョウキトウ)

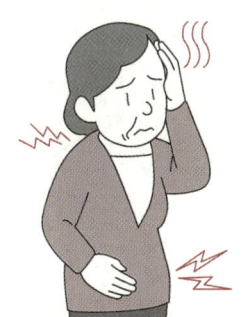

高血圧とともに頸や肩のこり、のぼせ、便秘のあるとき

釣藤散㊼
(チョウトウサン)

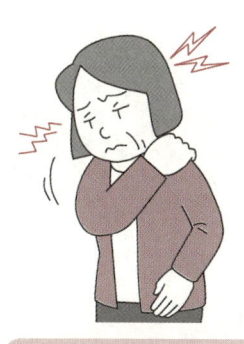

高血圧とともに午前中の頭痛、イライラ、眩暈のあるとき

[高血圧]
ファーストラインと使いこなしのポイント

[高血圧]
漢方治療の実際

ファーストライン			
	桂枝茯苓丸㉕ (ケイシブクリョウガン)	**桃核承気湯**㉛ (トウカクジョウキトウ)	**釣藤散**㊼ (チョウトウサン)
構成生薬	桂皮(ケイヒ)、 茯苓(ブクリョウ)、 芍薬(シャクヤク)、 牡丹皮(ボタンピ)、 桃仁(トウニン)	桃仁(トウニン)、 甘草(カンゾウ)、 桂皮(ケイヒ)、 芒硝(ボウショウ)、 大黄(ダイオウ)	石膏(セッコウ)、 人参(ニンジン)、 陳皮(チンピ)、 防風(ボウフウ)、 麦門冬(バクモンドウ)、 甘草(カンゾウ)、 半夏(ハンゲ)、 釣藤鈎(チョウトウコウ)、 茯苓(ブクリョウ)、 菊花(キクカ)、 生姜(ショウキョウ)
症状と使用目標	頭痛。 頸や肩のこり。 のぼせ。	のぼせ。 頭痛。 頸や肩のこり。 便秘。	午前中の頭痛。 のぼせと眩暈。 肩こり。

[高血圧]
各処方の使用時期と期間

体力	急性期	亜急性期	回復期
丈夫 ↓ 普通 ↓ 虚弱		桃核承気湯㉖ 桂枝茯苓丸㉕ 釣藤散㊼	

- 老人の高血圧のファーストチョイスとして最も頻度の高いのは桂枝茯苓丸であり、ほぼ急性期から投与し、亜急性期、さらに回復期まで継続投与することが多く経験される。
- 桃核承気湯は、のぼせや便秘が強いときに、やはり急性期、亜急性期、さらに回復期まで投与される。
- 釣藤散は高血圧傾向にあり、午前中の頭痛、のぼせ、肩こり、眩暈のあるときに急性期、亜急性期、さらに回復期まで投与し得る。
- 各方剤とも2週から4週ほど投与すると効果が得られる。
- 継続投与するときは、減量して投与することが多い。

血液疾患

19 貧血

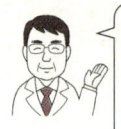

- ファーストラインの3処方!!
  ⇒ **十全大補湯**㊽、**加味帰脾湯**⑬⑦、**当帰芍薬散**㉓
- 食欲低下、皮膚の乾燥、神経過敏と不眠、冷え症などで使い分けよう！

高齢者の貧血の特徴

- 貧血は若い女性に多いと思われがちであるが、高齢者では10人に1人という高い割合で貧血に罹患しているとの報告もある。
- 成人男性ではヘモグロビン（Hgb）値13 g/dL 未満、女性ではHgb値12 g/dL 未満を貧血とすることが多いが、65歳以上の高齢ではHgb値11 g/dL 未満を貧血として扱うことが多い。
- 高齢者で貧血をきたす疾患として多いのは、第1位悪性腫瘍、第2位感染症、第3位良性疾患による消化管出血、第4位骨折、第5位腎疾患である。
- これら明らかな原疾患がなくても高齢者は貧血になっていることがしばしば経験される。はっきりとした理由がなくて貧血になる最も多い理由は、食事摂取量の不足である。とくに動物性蛋白、鉄分、ビタミンCなどが不足することが理由として挙げられる。これら

の場合は、管理栄養士による栄養指導が必要となることが多いが、漢方薬の投与が有効なことも多い。

ファーストラインとセカンドライン

ファーストライン

- 高齢者の貧血に用いるファーストラインは、**十全大補湯**㊽、**加味帰脾湯**(137)、**当帰芍薬散**㉓。原因疾患がはっきりしている場合は、当然その疾患の治療が最優先される。
- 食欲が低下して、食事摂取量が低下したために起こっている貧血のときは、**十全大補湯**が最も良い適応となることが多い。**十全大補湯**は、四君子湯(シクンシトウ)と四物湯(シモツトウ)、これに黄耆(オウギ)と桂皮(ケイヒ)が加わり、食欲を改善するとともに、皮膚や粘膜を修復する作用に、気と血の流れをより強くする生薬を加えている。よって高齢者が気力低下し、食欲不振となり貧血になった状態には大変効果がある。
- **加味帰脾湯**は、**十全大補湯**と同様、気力と体力を改善する人参(ニンジン)と黄耆の入った参耆(ジンギ)剤である。やや健忘傾向があり、神経過敏でややイライラ気味の貧血の症例には有効である。高齢者の女性には比較的多くみられる。
- 最後が**当帰芍薬散**である。やや浮腫傾向があり、冷え症気味の貧血症例には有効である。高齢者女性に適応が多いが、男性症例に投与しても有効性が得られることが多い。

セカンドライン

- セカンドラインとしては、**帰脾湯**(キヒトウ)(65)、**大防風湯**(ダイボウフウトウ)(97)、**人参養栄湯**(ニンジンヨウエイトウ)(108)である。**帰脾湯**は、**加味帰脾湯**と同様

の症状の症例で、神経過敏やイライラのない症例に投与することが多い。
- **大防風湯**は、慢性に経過して栄養状態が低下して、身体消耗があり、運動障害を起こしている貧血症例に用いると効果がある。**大防風湯**は**十全大補湯**の加減方であり、体の冷えや湿気を除くとともに運動器を強化する処方を加えたものである。
- **人参養栄湯**は、**十全大補湯**の適応症例で、咳や痰などの呼吸器症状や不眠を訴え貧血のある症例に有効である。
- 以上のように、高齢者の貧血に有効な処方は、**十全大補湯**とその加減方、**帰脾湯**とその加減方、**当帰芍薬散**ということになり、人参と黄耆を含む参耆剤がほとんどである。

症例

患者：80歳、女性、主婦。
主訴：全身倦怠感、食欲不振、眩暈。
既往歴：高血圧と高脂血症で内服治療、骨粗鬆症。
現病歴：2か月前から食欲不振、1か月前から全身倦怠感と眩暈が出現してきた。検査の結果、はっきりとした原因はないが、体重が2か月で4 kg減少し、Hgb13.2 g/dLから10.6 g/dLに低下した。
現症：身長154 cm、体重42 kg、貧血(+)、浮腫(−)、黄疸(−)、血圧104/58 mmHg、脈84/分、整。腹部所見で胃部に不快感があるが、他に所見を認めなかった。
治療：気力低下と食欲不振があり、眩暈、貧血が出現してきた。西洋医学的には原因ははっきりしないが、漢方医学的な気・血両虚であるため、十全大補湯 5.0 g/日を投与した。投与14日頃から気力低下と全身倦怠感が改善し、食欲も改善し始めた。28日後には体重も2 kg回復した。Hgb値も10.6 g/dLから11.4 g/dLまで回復した。その後経過も順調で投与84日後に体重も元に戻り、Hgb値も13.4 g/dLとなった。以後、このまま十全大補湯を継続投与している。

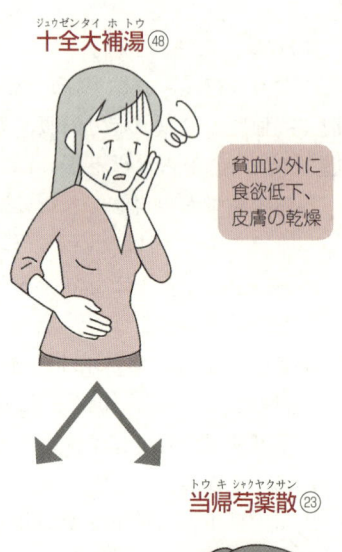

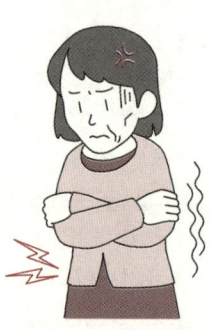

十全大補湯 ㊽
ジュウゼンタイホトウ

貧血以外に食欲低下、皮膚の乾燥

加味帰脾湯 ⑬⑦
カミキヒトウ

貧血以外に食欲不振、神経過敏、不眠

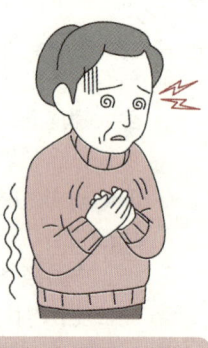

当帰芍薬散 ㉓
トウキシャクヤクサン

貧血以外に浮腫、冷え症

[貧血]
ファーストラインと使いこなしのポイント

130　血液疾患

[貧血]
漢方治療の実際

ファーストライン	
	十全大補湯㊽ (ジュウゼンタイホトウ)	**加味帰脾湯�137** (カミキヒトウ)
構成生薬	黄耆(オウギ)、桂皮(ケイヒ)、地黄(ジオウ)、芍薬(シャクヤク)、川芎(センキュウ)、蒼朮(ソウジュツ)、当帰(トウキ)、人参(ニンジン)、茯苓(ブクリョウ)、甘草(カンゾウ)	黄耆(オウギ)、柴胡(サイコ)、酸棗仁(サンソウニン)、蒼朮(ソウジュツ)、人参(ニンジン)、茯苓(ブクリョウ)、竜眼肉(リュウガンニク)、遠志(オンジ)、山梔子(サンシシ)、大棗(タイソウ)、当帰(トウキ)、甘草(カンゾウ)、生姜(ショウキョウ)、木香(モッコウ)
症状と使用目標	全身倦怠感、皮膚が乾燥。食欲不振、貧血。 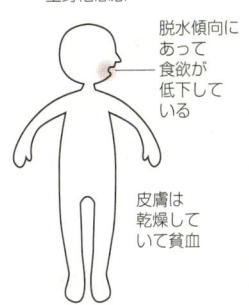 全身倦怠感 脱水傾向にあって食欲が低下している 皮膚は乾燥していて貧血 ● 体重低下。 ● 手足の冷え。	全身倦怠感、易疲労性。不眠、イライラ、貧血。 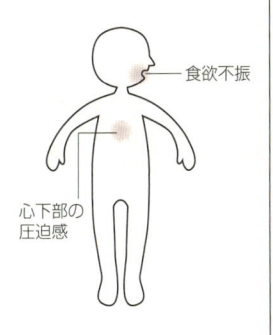 食欲不振 心下部の圧迫感 ● のぼせ。 ● ほてり。

19. 貧血

<table>
<tr><th></th><th>ファーストライン</th><th>セカンドライン</th></tr>
<tr><td>構成生薬</td><td>当帰芍薬散（トウキシャクヤクサン）㉓

芍薬（シャクヤク）、蒼朮（ソウジュツ）、沢瀉（タクシャ）、茯苓（ブクリョウ）、川芎（センキュウ）、当帰（トウキ）</td><td rowspan="2">帰脾湯（キヒトウ）(65)

黄耆（オウギ）、酸棗仁（サンソウニン）、人参（ニンジン）、白朮（ビャクジュツ）、茯苓（ブクリョウ）、竜眼肉（リュウガンニク）、遠志（オンジ）、大棗（タイソウ）、当帰（トウキ）、甘草（カンゾウ）、生姜（ショウキョウ）、木香（モッコウ）
……………………
● 全身倦怠感、易疲労性。
● 貧血。

大防風湯（ダイボウフウトウ）(97)

黄耆（オウギ）、地黄（ジオウ）、芍薬（シャクヤク）、蒼朮（ソウジュツ）、当帰（トウキ）、杜仲（トチュウ）、防風（ボウフウ）、川芎（センキュウ）、甘草（カンゾウ）、羌活（キョウカツ）、牛膝（ゴシツ）、大棗（タイソウ）、人参（ニンジン）、乾姜（カンキョウ）、附子末（ブシマツ）
……………………
● 全身倦怠感、関節腫脹。
● 四肢倦怠、貧血。

人参養栄湯（ニンジンヨウエイトウ）(108)

地黄（ジオウ）、当帰、（トウキ）、白朮（ビャクジュツ）、茯苓（ブクリョウ）、人参（ニンジン）、桂皮（ケイヒ）、遠志（オンジ）、芍薬（シャクヤク）、陳皮（チンピ）、黄耆（オウギ）、甘草（カンゾウ）、五味子（ゴミシ）
……………………
● 全身倦怠感、食欲不振。
● 咳と痰、貧血、不眠。</td></tr>
<tr><td>症状と使用目標</td><td>全身倦怠感、冷え症。
眩暈、貧血。

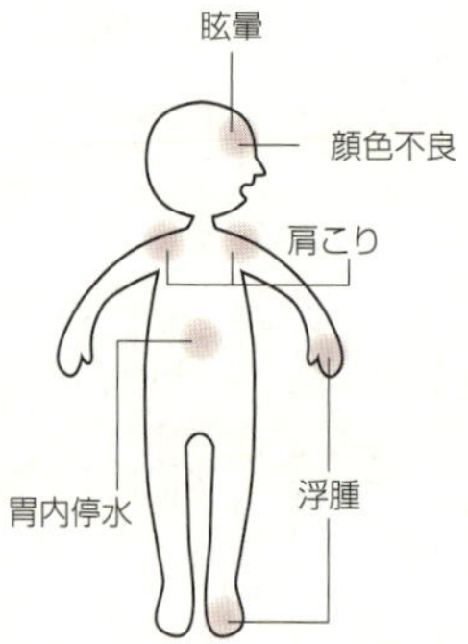
眩暈
顔色不良
肩こり
胃内停水
浮腫

● 肩こり。
● 浮腫。</td></tr>
</table>

［貧血］
各処方の使用時期と期間

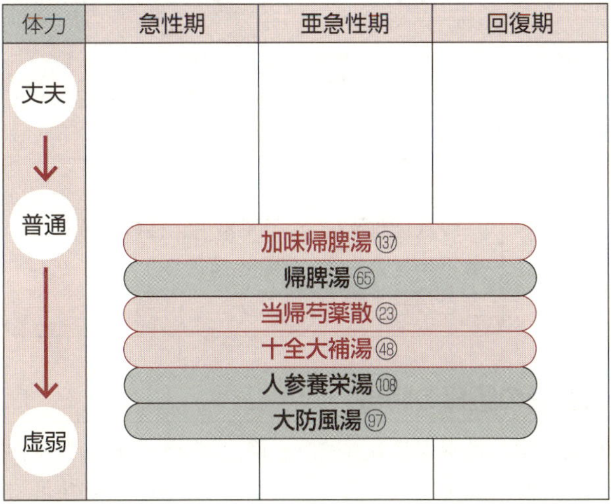
体力
急性期
亜急性期
回復期
丈夫
普通
虚弱
加味帰脾湯(137)
帰脾湯(65)
当帰芍薬散㉓
十全大補湯㊽
人参養栄湯(108)
大防風湯(97)

- **帰脾湯**とその加減方である**加味帰脾湯**、**十全大補湯**とその加減方である**人参養栄湯**と**大防風湯**、**当帰芍薬散**、いずれの処方も貧血を発見したときからただちに投与可能である。
- 投与期間は有効性が得られるためには最低 1 ～ 2 か月はかかり、原則長期投与となることが多い。長期投与すると 60 ～ 70 % の症例に有効性が得られることが多い。

整形外科疾患

20 腰痛

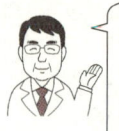

- ファーストラインの3処方!!
  ⇒ 八味地黄丸⑦、五苓散⑰、桂枝茯苓丸㉕
- 下半身の冷え、頭痛と肩こり、浮腫、のぼせなどで使い分けよう!

高齢者の腰痛の特徴

- 腰痛は、日本人の有訴率第1位、すなわち最も多く訴えられる臨床症状である。日本人の8割以上が生涯において腰痛を経験していると考えられている。
- 腰痛の85％は、重い基礎疾患などではなく、X線やMRIなどの画像検査をしても、どこが痛みの原因なのか特定し得ない非特異的腰痛である。原因が特定できる特異的腰痛としては、最も多いのが椎間板ヘルニアである。
- 高齢者の原因疾患として多いのは、腰部脊椎管狭窄症、骨粗鬆症などである。
- 治療方法としては、西洋薬や漢方薬による薬物療法、温熱療法などの理学療法、指圧などのマッサージ療法、鍼灸療法、運動療法、装具療法などがあるが、これらの治療によっても症状が改善されないときには、可能なものは手術療法を行うことが多い。

ファーストラインとセカンドライン

ファーストライン

- 高齢者は加齢現象によって腎虚になる。よって精神活動低下、性欲低下、腰痛、四肢の冷え、骨の退行性変化、視力と聴力低下、浮腫、夜間頻尿などの症状が出現する。これらは加齢による代謝機能の低下、血行障害、水分代謝の低下によって起こってきた臨床症状である。
- **八味地黄丸**⑦、**五苓散**⑰、**桂枝茯苓丸**㉕を下半身の冷え、頭痛や肩こり、浮腫、のぼせなどの症状によって使い分ける。
- 腰痛とともに下半身の冷えのあるときには、**八味地黄丸**を用いる。
- 頭痛や肩こり、浮腫のあるときには、**五苓散**を用いる。
- 頭痛や肩こり、のぼせなどの症状があるときには、**桂枝茯苓丸**を用いる。

セカンドライン

- **六味丸**(ロクミガン)(87)、**牛車腎気丸**(ゴシャジンキガン)(107)、**疎経活血湯**(ソケイカッケツトウ)(53)をのぼせと浮腫、下肢の冷えや疼痛、腰下肢の冷え、関節痛、筋肉痛などの症状によって使い分ける。
- のぼせや浮腫があるときには、**六味丸**を用いる。
- 下肢の冷えや疼痛のあるときには、**牛車腎気丸**を用いる。
- 腰下肢の冷え、関節痛と筋肉痛があるときは、**疎経活血湯**を用いる。

症例

患者　：78歳、女性、主婦。

主訴　：足と腰の冷え、腰痛。

既往歴：高血圧で内服治療、高脂血症で食事療法中である。

現病歴：ここ2〜3か月前から足と腰が冷えやすくなり、とくに腰痛をきたすようになってきた。整形外科を受診したところ、骨粗鬆症が軽度認められるのみでとくに他に所見はなかった。

現症　：身長158 cm、体重52 kg、貧血(−)、黄疸(−)、浮腫(−)、血圧128/76 mmHg、脈74/分、整。胸部と腹部の理学的所見上異常はなかったが、足と腰の冷えと腰痛があった。神経学的所見にも異常はなかった。

治療　：加齢現象によって腎陽虚証による足〜腰の冷え、腰痛症を起こしたと考え、**八味地黄丸** 5.0 g/日を投与した。投与14日目ぐらいから足と腰の冷えは次第に改善し、28日目にはかなり改善した。腰痛もこの時期には少し改善、投与56日目にはすべての症状が改善し、現在2.5 g/日を維持量として継続投与している。

八味地黄丸 ⑦

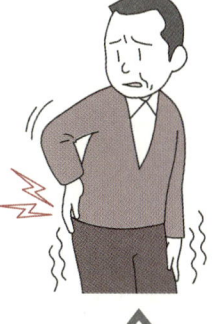

腰痛以外に下半身の冷えがある

↓

五苓散 ⑰

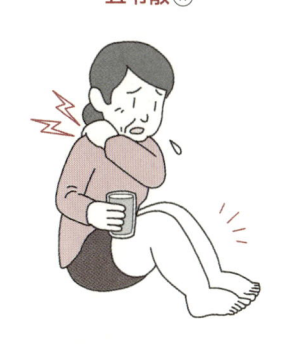

腰痛以外に頭痛、肩こり、浮腫、口渇がある

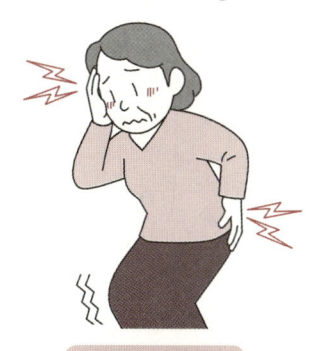

桂枝茯苓丸 ㉕

腰痛以外に肩こり、のぼせがある

[腰痛]
ファーストラインと使いこなしのポイント

[腰痛]
漢方治療の実際

ファーストライン	
八味地黄丸⑦ (ハチミジオウガン)	**五苓散⑰** (ゴレイサン)
構成生薬: 地黄 (ジオウ)、山茱萸 (サンシュユ)、山薬 (サンヤク)、沢瀉 (タクシャ)、茯苓 (ブクリョウ)、牡丹皮 (ボタンピ)、桂皮 (ケイヒ)、附子末 (ブシマツ)	構成生薬: 沢瀉 (タクシャ)、蒼朮 (ソウジュツ)、猪苓 (チョレイ)、茯苓 (ブクリョウ)、桂皮 (ケイヒ)
足や腰が冷える。腰痛。 ― 腰痛 ― 夜間頻尿 ― 排尿障害 腰から下の冷え ● 疲労倦怠感。 ● 排尿障害。	浮腫傾向。腰痛。 ― 頭痛 ― 口渇 ― 肩こり ― 腰痛 下半身が浮腫傾向 ● 頭痛。 ● 眩暈。 ● 口渇。

138　整形外科疾患

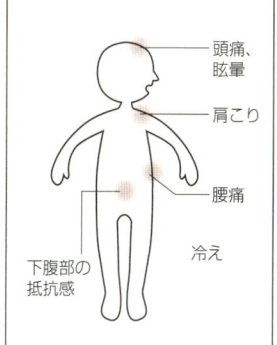

	ファーストライン	セカンドライン
構成生薬	**桂枝茯苓丸**㉕ (ケイシブクリョウガン) 桂皮（ケイヒ）、芍薬（シャクヤク）、桃仁（トウニン）、茯苓（ブクリョウ）、牡丹皮（ボタンピ）	**六味丸**⑧⑦ (ロクミガン) 地黄（ジオウ）、山茱萸（サンシュユ）、山薬（サンヤク）、沢瀉（タクシャ）、茯苓（ブクリョウ）、牡丹皮（ボタンピ） ● 口渇、易疲労性。 ● 腰から下の脱力感。 ● 腰痛。
症状と使用目標	肩こり。 腰痛。 頭痛、眩暈 / 肩こり / 腰痛 / 下腹部の抵抗感 / 冷え ● のぼせ。 ● 冷え症。	**牛車腎気丸**⑩⑦ (ゴシャジンキガン) 地黄（ジオウ）、牛膝（ゴシツ）、山茱萸（サンシュユ）、山薬（サンヤク）、車前子（シャゼンシ）、沢瀉（タクシャ）、茯苓（ブクリョウ）、牡丹皮（ボタンピ）、桂皮（ケイヒ）、附子末（ブシマツ） ● 易疲労性。 ● 四肢の冷え。 ● 腰下肢痛。 **疎経活血湯**㊹ (ソケイカッケツトウ) 芍薬（シャクヤク）、地黄（ジオウ）、川芎（センキュウ）、蒼朮（ソウジュツ）、当帰（トウキ）、桃仁（トウニン）、茯苓（ブクリョウ）、威霊仙（イレイセン）、羌活（キョウカツ）、牛膝（ゴシツ）、陳皮（チンピ）、防已（ボウイ）、防風（ボウフウ）、竜胆（リュウタン）、甘草（カンゾウ）、白芷（ビャクシ）、生姜（ショウキョウ） ● 関節痛、神経痛。 ● 腰下肢の冷え。 ● 腰痛と坐骨神経痛。

20. 腰痛

[腰痛]
各処方の使用時期と期間

体力	急性期	亜急性期	回復期
丈夫 ↓ 普通 ↓ 虚弱		桂枝茯苓丸㉕ 五苓散⑰ 六味丸㉘ 八味地黄丸⑦ 牛車腎気丸⑩ 疎経活血湯㊺	

- 駆瘀血剤である**桂枝茯苓丸**、利水剤である**五苓散**、**疎経活血湯**、補腎剤である**六味丸**、**八味地黄丸**、**牛車腎気丸**はいずれも比較的急性期から亜急性期、さらに回復期まで長期投与が可能な漢方方剤である。
- 各方剤とも長期投与となることが多いが、高齢者という背景もあり、補腎剤が最も長期投与となることが多い。
- また、難治性腰痛では、**桂枝茯苓丸**と**五苓散**を併用して長期投与すると改善する症例がしばしば経験される。
- 腰痛とともに坐骨神経痛を伴う症例では、**疎経活血湯**が投与されることが多いが、かかる症例でも症状が改善されないときには**五苓散**の併用が有効なことが多い。

整形外科疾患

21 膝関節痛

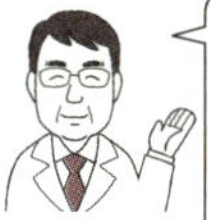

- ファーストラインの３処方 !!
  ⇒防已黄耆湯（ボウイオウギトウ）⑳、麻杏薏甘湯（マキョウヨクカントウ）(78)、大防風湯（ダイボウフウトウ）(97)
- 水太り体質で多汗傾向、全身倦怠感、関節の浮腫や熱感、さらに関節の変形などによって使い分けよう！

高齢者の膝関節痛の特徴

- 膝関節痛は、高齢になるとかなりの人がもっている。膝関節痛の多くは、関節軟骨の消耗が原因の変形性膝関節症である。膝の炎症は他にも骨折や捻挫による外傷性関節炎によるもの、リウマチなどによる関節炎によるもの、病原菌性関節炎によるもの、痛風や偽痛風による代謝性関節炎によるものなどが挙げられる。
- 治療としては、保存療法と手術療法の２つの方法がある。漢方薬などを含む薬物投与、装具装着、リハビリテーションなどの保存療法で効果がないときは、手術療法が選択される。
- この疾患は生活習慣に起因する場合が多く、適度な運動や食生活の見直しによる減量などが効果がある。

ファーストライン

- 膝関節痛は、膝関節痛の原因となる炎症が比較的急性

によって使用する漢方方剤が選択される。
- 比較的急性に起こっているものでも、浮腫性の変化が強いか、炎症性の変化が強いかによって選択する漢方方剤が決定する。
- 浮腫性の変化が強く、疼痛のあるときには防已黄耆湯⑳を用いる。
- 炎症性の変化が強いときには麻杏薏甘湯㍻を用いる。
- また慢性関節リウマチのように慢性炎症によって変形を伴うときには大防風湯㊼を用いる。

症例

患者：72歳、女性、主婦。
主訴：両膝関節痛、下肢の浮腫。
既往歴：高血圧のために内服治療中。日頃から汗をかきやすく、むくみやすい体質。
現病歴：3か月前から両膝関節痛が出現する。これとともに下肢のむくみが少しずつ強くなってきた。2か月前から次第に痛みが強くなるとともにむくみも増強してきた。
現症：身長 153 cm、体重 56 kg、貧血（−）、黄疸（−）、浮腫（＋）、この浮腫は下腿脛骨部に軽度に認められた。血圧 128/74 mmHg、脈 78/分、整。胸部所見には異常はないが、腹部所見で腹力が軟らかく、心下部に振水音あり、神経学的な所見は認められなかった。
治療：やや虚証傾向の症例で、水滞が主病態となり下肢に浮腫が発生していると考えられる。防已黄

耆湯 7.5 g/日投与した。投与 14 日後には下肢の浮腫が改善し始め，投与 28 日後には膝関節痛も改善してきた。投与 28 日後には膝関節痛も改善してきた。投与 56 日後にはすべての症状が改善した。現在 5.0 g/日にて維持療法を行っている。

防已黄耆湯⑳ (ボウイオウギトウ)

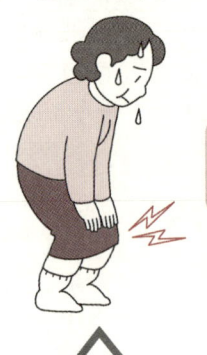

水太り体質と多汗
全身倦怠感
下肢や関節の浮腫

麻杏薏甘湯⑱ (マキョウヨクカントウ)

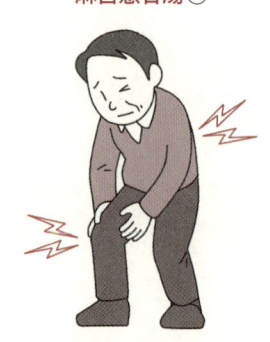

関節の発熱や腫脹

大防風湯㉗ (ダイボウフウトウ)

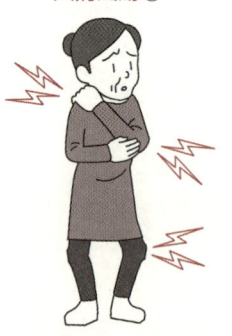

関節の変形が強く、浮腫や発赤は少ない

[膝関節痛]
ファーストラインと使いこなしのポイント

[膝関節痛]

漢方治療の実際

	ファーストライン		
	防已黄耆湯（ボウイオウギトウ）⑳	麻杏薏甘湯（マキョウヨクカントウ）(78)	大防風湯（ダイボウフウトウ）(97)
構成生薬	黄耆（オウギ）、 防已（ボウイ）、 蒼朮（ソウジュツ）、 大棗（タイソウ）、 甘草（カンゾウ）、 生姜（ショウキョウ）	薏苡仁（ヨクイニン）、 麻黄（マオウ）、 杏仁（キョウニン）、 甘草（カンゾウ）	黄耆（オウギ）、地黄（ジオウ）、芍薬（シャクヤク）、蒼朮（ソウジュツ）、当帰（トウキ）、杜仲（トチュウ）、防風（ボウフウ）、川芎（センキュウ）、甘草（カンゾウ）、羌活（キョウカツ）、牛膝（ゴシツ）、大棗（タイソウ）、人参（ニンジン）、乾姜（カンキョウ）、附子末（ブシマツ）
症状と使用目標	疲れやすく色白で水太り。 汗をかきやすい。 膝関節の浮腫と疼痛。 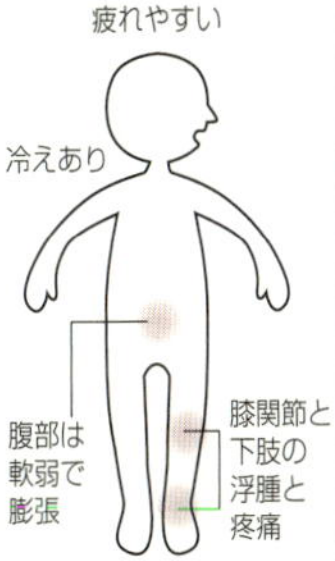 疲れやすい 冷えあり 腹部は軟弱で膨張 膝関節と下肢の浮腫と疼痛 ● 尿量が減少。 ● 多飲傾向がある。	膝関節の腫脹と疼痛（軽度～中等度）。 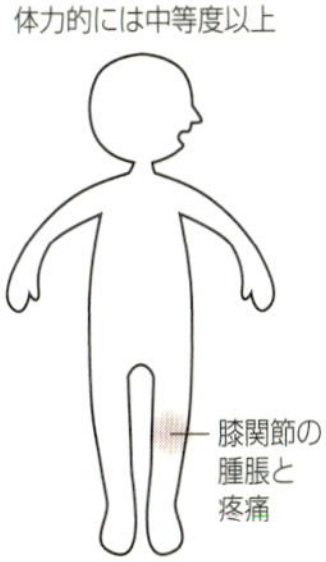 体力的には中等度以上 膝関節の腫脹と疼痛 ● 皮膚は乾燥している。	貧血傾向。 膝関節の変形を伴う腫脹と疼痛。 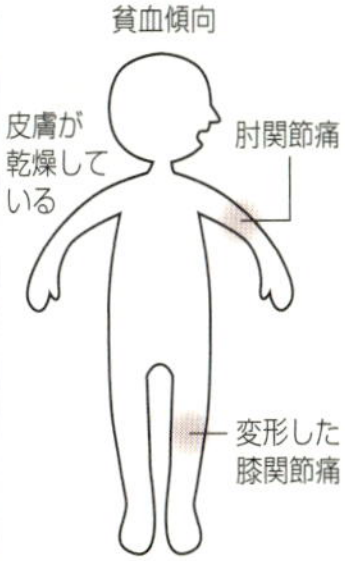 貧血傾向 皮膚が乾燥している 肘関節痛 変形した膝関節痛 ● 慢性に経過した症状のために体力が低下している。

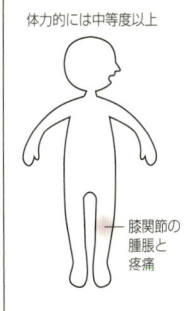

[膝関節痛]
各処方の使用時期と期間

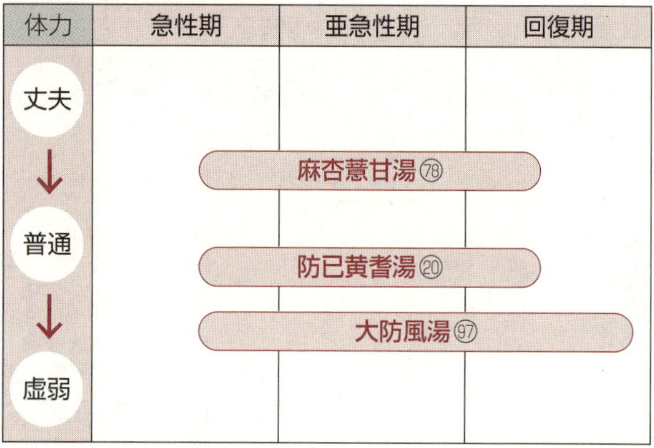

体力	急性期	亜急性期	回復期
丈夫 ↓ 普通 ↓ 虚弱		麻杏薏甘湯㊆ 防已黄耆湯⑳ 大防風湯�97	

- **防已黄耆湯**、**麻杏薏甘湯**、**大防風湯**ともに急性期から投与は可能である。
- ただ**防已黄耆湯**と**麻杏薏甘湯**は急性期の炎症に用いる漢方方剤であり、浮腫と疼痛が主体のときには**防已黄耆湯**、炎症による腫脹と疼痛が主体のときは**麻杏薏甘湯**を投与する。ともに亜急性期から慢性期まで投与することも多い。
- ただ**麻杏薏甘湯**を投与して症状が十分に改善しないときには、**薏苡仁湯**㊏に変更することも多い。
- **大防風湯**はもともと慢性炎症に用いる漢方方剤であるので、長期投与が原則となることが多い。

146　整形外科疾患

整形外科疾患

22 上肢の疼痛

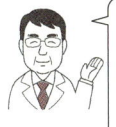

- ファーストラインの３処方!!
  ⇒ 桂枝加朮附湯(ケイシカジュツブトウ)⑱、葛根湯(カッコントウ)①、桂枝茯苓丸(ケイシブクリョウガン)㉕
- 冷えで上肢に関節痛、筋肉痛、神経痛が起こるか、頸や肩がこることで上肢に疼痛が起こるか、のぼせたり、肩がこることで上肢痛が起こるかにより使い分けよう！

高齢者の上肢疼痛の特徴

- 高齢者の整形外科的疾患の有病率は高く、臨床症状として多く認められる症状は、「20」の腰痛、「21」の膝関節痛とともに、本項の上肢疼痛、さらに次項「23」の下肢疼痛を頻回に起こしてくる。
- これらの症状が進行すると運動器症候群（ロコモティブシンドローム）になる。運動器が機能不全になり、日常労働に障害をきたしたり、転倒のリスクが高まる。

ファーストライン

- 高齢者の上肢の疼痛に多く経験される病態は、末梢循環不全による冷えと血液のうっ滞によるものと、頸部、肩、背中にある筋肉の拘縮によるものが多く経験される。これらの病態を改善する漢方薬は、利水作用や駆瘀血作用のあるもの、裏寒を改善する作用のあるもの、

代謝を改善し筋弛緩作用があることが条件となる。
- よって裏寒を改善して体を温める作用がある桂枝加朮附湯⑱、代謝を改善して筋弛緩作用がある葛根湯①、利水作用と駆瘀血作用がある桂枝茯苓丸㉕となる。

症例

患者　：74歳、女性、主婦。
主訴　：上・下肢の冷え、上肢痛、歩行時の下肢痛。
既往歴：骨粗鬆症で整形外科通院中、肩こりを感じることが多かった。
現病歴：ここ3か月前から、上肢と下肢の冷えを覚えるようになってきた。最近は5分くらい歩くと足が痛くなって立ち止まったり、仕事をしていても上肢に疼痛があったりして作業が進まないことが多かった。
現症　：身長156 cm、体重52 kg、貧血(−)、黄疸(−)、浮腫(−)、血圧102/58 mmHg、脈72/分、整。胸部と腹部の理学的所見と神経学的な所見にはとくに異常を認めなかった。
治療　：身体が冷えることによる末梢循環障害による上肢痛や下肢痛と考えられる。よって桂枝加朮附湯7.5 g/日を投与した。投与14日後に上肢や下肢の疼痛は少し改善した。これと同様に肩こりも少し消失してきた。投与28日後には冷えと上肢痛はほぼ消失した。投与56日後には歩行時の下肢痛も改善されたため、2.5 g/日を維持量として現在も投薬を継続している。

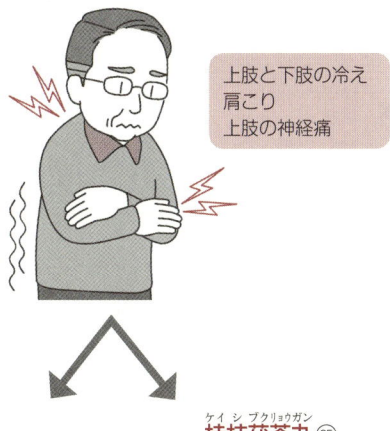

桂枝加朮附湯⑱
（ケイシカジュツブトウ）

上肢と下肢の冷え
肩こり
上肢の神経痛

葛根湯①
（カッコントウ）

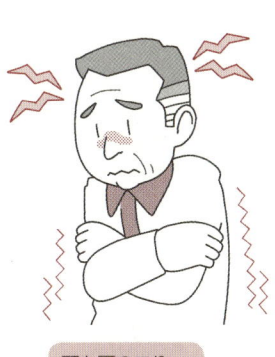

頸と肩のこり、
上半身の神経痛

桂枝茯苓丸㉕
（ケイシブクリョウガン）

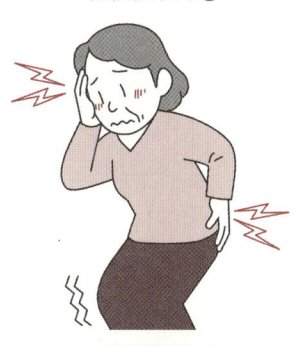

肩こり、のぼせ、
上半身の神経痛

[上肢の疼痛]
ファーストラインと使いこなしのポイント

22. 上肢の疼痛

[上肢の疼痛]
漢方治療の実際

ファーストライン			
	桂枝加朮附湯⑱ (ケイシカジュツブトウ)	**葛根湯①** (カッコントウ)	**桂枝茯苓丸㉕** (ケイシブクリョウガン)
構成生薬	桂皮 (ケイヒ)、 芍薬 (シャクヤク)、 蒼朮 (ソウジュツ)、 大棗 (タイソウ)、 甘草 (カンゾウ)、 生姜 (ショウキョウ)、 附子末 (ブシマツ)	葛根 (カッコン)、 大棗 (タイソウ)、 麻黄 (マオウ)、 甘草 (カンゾウ)、 桂皮 (ケイヒ)、 芍薬 (シャクヤク)、 生姜 (ショウキョウ)	桂皮 (ケイヒ)、 芍薬 (シャクヤク)、 桃仁 (トウニン)、 茯苓 (ブクリョウ)、 牡丹皮 (ボタンピ)
症状と使用目標	上肢と下肢の冷え。 上肢と下肢の神経痛。 (肩こり、神経痛／手足の冷えと神経痛) ● 関節痛を伴うことがあり、時に下痢あり。	頸と肩のこり。 上半身の神経痛。 (頸と肩のこり／上半身の疼痛) ● 頭痛、時に腰痛。	肩こり。 上半身の神経痛。 (上半身の疼痛／肩のこり／下肢の冷え) ● 頭痛。 ● のぼせ。

整形外科疾患

[上肢の疼痛]
各処方の使用時期と期間

体力	急性期	亜急性期	回復期
丈夫 ↓ 普通 ↓ 虚弱	葛根湯①	桂枝茯苓丸㉕ 桂枝加朮附湯⑱	

- 葛根湯は頭痛、肩こり、上肢の疼痛をきたしたとき、比較的急性期から短期間用いる。
- 症状が継続的で、葛根湯を慢性的に投与したほうがよい病態となったときには、**葛根湯加川芎辛夷**②に変更して投与すべきである（p.174 参照）。
- 桂枝茯苓丸や桂枝加朮附湯は、亜急性期から慢性期まで用いることが多い。
- 上肢の冷えによる疼痛が主症状のときは桂枝加朮附湯を用いることが多い。
- 肩こりやのぼせを伴う上肢痛のときは桂枝茯苓丸を長期的に用いることが多い。

整形外科疾患

23 下肢の疼痛

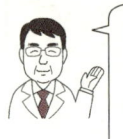

- ファーストラインの3処方!!
 ⇒ **牛車腎気丸**⑩、**疎経活血湯**㊼、**五積散**㊻
- 坐骨神経痛、両膝関節痛、下肢の冷え、腰痛や下肢痛、下半身の冷えと上半身ののぼせと頭痛などの症状で使い分けよう!

高齢者の下肢痛の特徴

- 高齢者の整形外科的疾患として、腰痛、膝関節痛、さらに前項「22」に示した上肢の疼痛とともに多く経験されるのが下肢の疼痛である。
- 下肢の疼痛は、歩行に大きな影響を与えるために、ADLが低下したり、転倒のリスクが増大するため、早期に治療することが望まれる。

ファーストライン

- 高齢者の下肢の疼痛に多く経験される病態は、上肢疼痛と同様に末梢循環不全による冷えと血液のうっ滞によるものと、腎虚による下肢の冷えによるものなどがある。
- よって末梢循環不全によるものに対しては**疎経活血湯**㊼、**五積散**㊻を用い、腎虚による下肢の冷えがあるものに対しては、**牛車腎気丸**⑩を用いることが多い。

症例

患者：82歳、男性、無職。
主訴：腰痛、下肢痛、腰と下肢の冷え。
既往歴：高血圧と糖尿病で内服治療中。
現病歴：4か月前から血圧と糖尿病のコントロールが良好であるにもかかわらず、腰痛と下肢痛が出現してきた。糖尿病は空腹時血糖 108 mg/dL、HbA1c 5.9(%) であった。
現症：身長 160 cm、体重 62 kg、貧血(−)、黄疸(−)、浮腫(−)、血圧 126/74 mmHg、脈 68/分、整。胸部所見には異常なく、腹部所見でも下腹部に力が入りにくいということ以外は異常はなかった。神経学的所見にも異常を認めなかった。
治療：加齢現象、漢方医学的な腎陽虚による腰痛と下肢痛と考えて、**牛車腎気丸** 7.5 g/日を投与した。投与 14 日目には冷えた症状は改善、投与 28 日目には腰と下肢の疼痛は次第に改善してきた。投与 56 日目には腰と下肢の疼痛は消失し、現在 2.5 g/日を維持量として内服している。

牛車腎気丸 ⑩

腰や下肢の冷え、腰痛なども伴う

疎経活血湯 ㊷

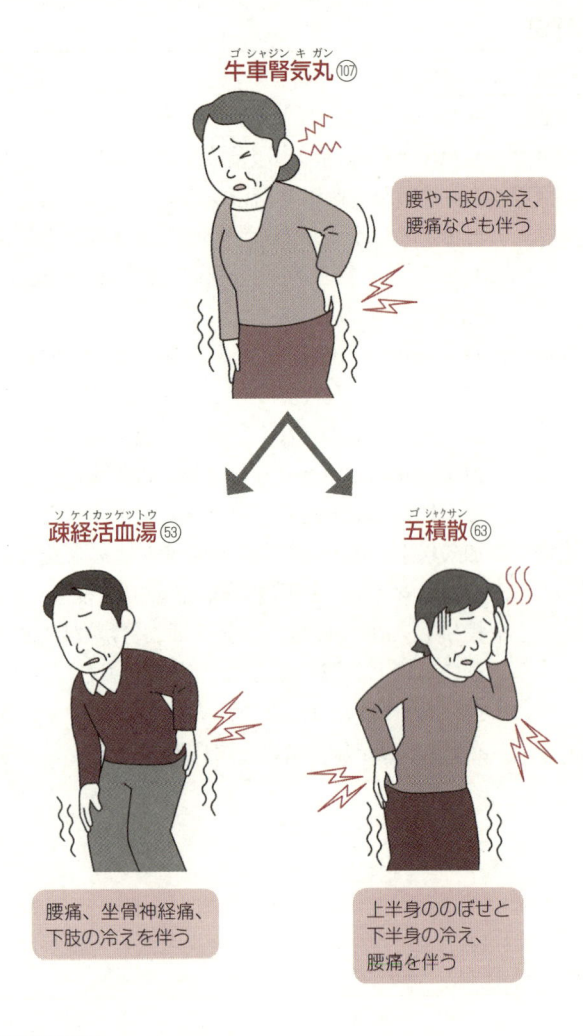

腰痛、坐骨神経痛、下肢の冷えを伴う

五積散 ㊿

上半身ののぼせと下半身の冷え、腰痛を伴う

[下肢の疼痛]
ファーストラインと使いこなしのポイント

[下肢の疼痛]
漢方治療の実際

	ファーストライン		
構成生薬	**牛車腎気丸** (ゴシャジンキガン) ⑩⑦ 地黄(ジオウ)、牛膝(ゴシツ)、山茱萸(サンシュユ)、山薬(サンヤク)、車前子(シャゼンシ)、沢瀉(タクシャ)、茯苓(ブクリョウ)、牡丹皮(ボタンピ)、桂皮(ケイヒ)、附子末(ブシマツ)	**疎経活血湯** (ソケイカッケツトウ) ㊽ 芍薬(シャクヤク)、地黄(ジオウ)、川芎(センキュウ)、蒼朮(ソウジュツ)、当帰(トウキ)、桃仁(トウニン)、茯苓(ブクリョウ)、威霊仙(イレイセン)、羌活(キョウカツ)、牛膝(ゴシツ)、陳皮(チンピ)、防已(ボウイ)、防風(ボウフウ)、竜胆(リュウタン)、甘草(カンゾウ)、白芷(ビャクシ)、生姜(ショウキョウ)	**五積散** (ゴシャクサン) ㊿ 蒼朮(ソウジュツ)、陳皮(チンピ)、当帰(トウキ)、半夏(ハンゲ)、茯苓(ブクリョウ)、甘草(カンゾウ)、桔梗(キキョウ)、枳実(キジツ)、桂皮(ケイヒ)、厚朴(コウボク)、芍薬(シャクヤク)、生姜(ショウキョウ)、川芎(センキュウ)、大棗(タイソウ)、白芷(ビャクシ)、麻黄(マオウ)
症状と使用目標	下肢神経痛。 腰痛。 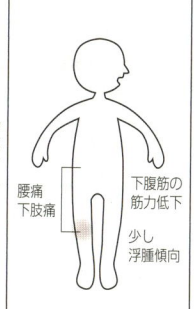 (腰痛下肢痛、下腹筋の筋力低下、少し浮腫傾向) ● 夜間頻尿。 ● 浮腫傾向。	坐骨神経痛。 腰痛。 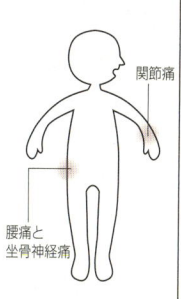 (関節痛、腰痛と坐骨神経痛) ● 冷え症。 ● 関節痛。	下肢神経痛。 腰痛。 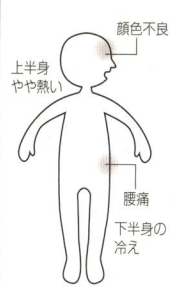 (顔色不良、上半身やや熱い、腰痛、下半身の冷え) ● 下半身の冷え症。 ● 上半身が少しのぼせる。

23. 下肢の疼痛

[下肢の疼痛]

各処方の使用時期と期間

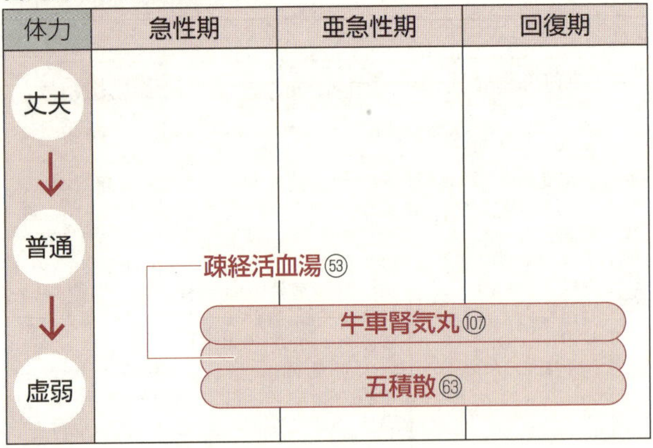
体力
急性期
亜急性期
回復期
丈夫
普通
虚弱
疎経活血湯(53)
牛車腎気丸(107)
五積散(63)

- 下肢の疼痛は歩行能力に直接影響するので、ADL 低下に直接関係することが多い。
- **牛車腎気丸**、**疎経活血湯**、**五積散**を症状に応じて投与するときは、比較的急性期から投与し、亜急性期を経て慢性投与となることが多い。そのときは減量して維持投与すべきである。
- また上肢の疼痛とともに下肢の疼痛を合併することも多く経験され、そのときは**桂枝加朮附湯**(ケイシカジュツブトウ)⑱、**葛根湯**(カッコントウ)①、**桂枝茯苓丸**(ケイシブクリョウガン)㉕ (p.149 参照)と併用するとよい場合がある。

整形外科疾患

24 打撲

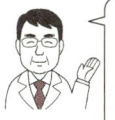

- ファーストラインの3処方!!
  ⇒ 治打撲一方⑧⑨、桂枝茯苓丸㉕、葛根湯①
- 打撲による腫脹や疼痛、肩こり、上半身ののぼせと下半身の冷え、肩や項のこり、上半身の疼痛などの症状で使い分けよう！

高齢者の打撲の特徴

- 高齢者は運動器症候群（ロコモティブシンドローム）を合併するため、転倒やそれに伴う打撲や骨折を起こすリスクが健康成人と比較すると大変高くなる。
- 打撲は疼痛を伴うために、日常のADLを著しく低下させ、長期臥床の原因となり、肺炎や認知症のリスクを高めたりする。
- よって高齢者、とくに75歳以上の加齢現象が顕著となる高齢者の打撲はできる限り早急に治癒し、ADLを回復させる必要性がある。また当然ながらリハビリテーションによって筋力を増強するような訓練を日頃から行うことが転倒の予防となる。

ファーストライン

- 高齢者が打撲したときには加齢現象によって皮下組織が粗なため、打撲による皮下出血が拡大しやすく、し

かも治療が遷延しやすい特徴がある。また、西洋医学的な治療によって打撲に伴う皮下組織の損傷を急速に改善する治療方法はあまりない。

- 打撲は急性期の腫脹と疼痛、亜急性期から慢性期の皮下出血の改善に対する治療が重要となる。
- 打撲の急性期における皮下組織の損傷には**治打撲一方**(89)、疼痛の増悪には**葛根湯**①、瘀血が主病態となる皮下出血の遷延には**桂枝茯苓丸**㉕が有効。

症例

患者：76 歳、男性、無職。

主訴：左臀部痛。

既往歴：高血圧で内服治療中。変形性腰椎症で整形外科クリニック通院中。

現病歴：変形性腰椎症のために日頃から腰痛を感じることが多かった。日頃の歩行も腰痛のためにうまくできないことも多かった。4 日前に転倒し左臀部を打撲する。

現症：身長 166 cm、体重 59 kg、貧血(－)、黄疸(－)、浮腫(＋)、血圧 132/68 mmHg、脈 76/分、整。胸部や腹部所見、神経学的な異常所見は認めなかった。左臀部に 10×8 cm 径大の打撲創あり。

治療：**治打撲一方** 7.5 g/日を投与したところ、投与 5 日後から打撲創は急速に縮小し、投与 14 日後にはほとんど消失したため投薬を中止した。以後の経過は良好である。

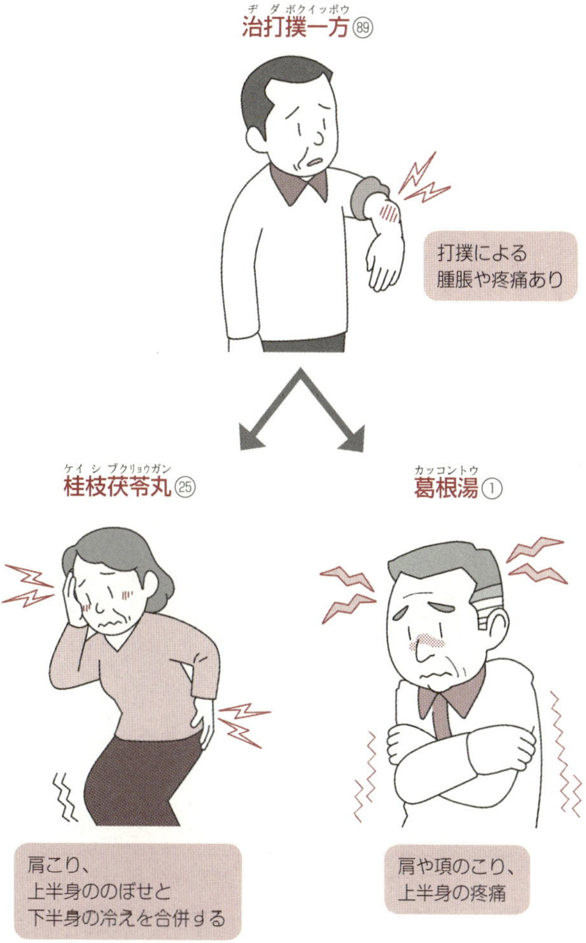
ヂダボクイッポウ
治打撲一方(89)
打撲による
腫脹や疼痛あり
ケイシブクリョウガン
桂枝茯苓丸㉕
肩こり、
上半身ののぼせと
下半身の冷えを合併する
カッコントウ
葛根湯①
肩や項のこり、
上半身の疼痛

[打撲]
ファーストラインと使いこなしのポイント

[打撲]
漢方治療の実際

	ファーストライン		
構成生薬	**治打撲一方 ⑧⑨** (ヂダボクイッポウ) 桂皮（ケイヒ）、 川芎（センキュウ）、 川骨（センコツ）、 樸樕（ボクソク）、 甘草（カンゾウ）、 大黄（ダイオウ）、 丁子（チョウジ）	**桂枝茯苓丸 ㉕** (ケイシブクリョウガン) 桂皮（ケイヒ）、 芍薬（シャクヤク）、 桃仁（トウニン）、 茯苓（ブクリョウ）、 牡丹皮（ボタンピ）	**葛根湯 ①** (カッコントウ) 葛根（カッコン）、 大棗（タイソウ）、 麻黄（マオウ）、 甘草（カンゾウ）、 桂皮（ケイヒ）、 芍薬（シャクヤク）、 生姜（ショウキョウ）
症状と使用目標	打撲による腫脹や疼痛。 ● 皮下出血が多い。	肩こり。 下半身の冷え。 ● 打撲部の皮下出血創が改善しない。	肩や項のこり。 上半身の疼痛。 ● 筋肉の拘縮。 ● 打撲部の腫れ。

[打撲]
各処方の使用時期と期間

体力	急性期	亜急性期	回復期
丈夫 ↓ 普通 ↓ 虚弱	葛根湯① 治打撲一方⑱	桂枝茯苓丸㉕	

- **治打撲一方**は打撲による皮下出血を伴う組織損傷に最も一般的に用いる処方。投与は急性期から亜急性期のことが多いが、時によって長期投与することもある。
- 長期投与になるときには、**桂枝茯苓丸**は亜急性期から回復期に投与することが多く、高齢者で皮下組織が粗なために、打撲創の治癒機序が良好に働かないときに用いると有効なことが多い。
- **葛根湯**は打撲による疼痛が強いときに用いることが多く、とくに筋肉が拘縮を伴うような症例に用いると有効なことが多い。

泌尿器疾患

25 血尿と尿路感染症

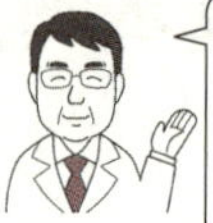

- ファーストラインの３処方 !!
⇒**猪苓湯**(チョレイトウ)㊵、**五淋散**(ゴリンサン)(56)、**猪苓湯合四物湯**(チョレイトウゴウシモツトウ)(112)
- 頻尿、排尿痛、尿量減少、急性あるいは慢性の血尿などの症状で使い分けよう！

高齢者の血尿と尿路感染症の特徴

- 高齢者は加齢現象によって泌尿器系の機能低下が起こる。すなわち中枢神経系と排尿機能を司る膀胱や尿道系を伝達する神経系の機能低下をきたしたり、脳血管障害やパーキンソン病などによってこれらの伝達神経系が障害されたりする。
- さらに男性では、50 歳を過ぎると前立腺肥大や前立腺癌が増加し、尿道を圧迫することによって排尿障害を中心とした機能障害をきたし、逆に女性では解剖学的に尿道が短いことから尿失禁を中心とした機能障害をきたすようになる。
- また、膀胱の過活動により切迫排尿症状を示す過活動性膀胱も 70 歳を超えると急速に増加する。介護施設などでは 50 %以上の症例に排尿障害があるとも報告されている。
- このような状況から、高齢者では排尿障害に伴う尿路感染症が肺炎とともに大きな感染症の原因となってい

る。これらの感染症は排尿機能が容易に改善しないことから、慢性化することが多く、泌尿器系に慢性炎症を惹起するため、血尿も多数認められる。
- 細菌感染症をきたしたときには抗菌薬が有効であり、前立腺肥大や排尿障害に対する西洋医学的薬物療法もかなり開発されてきたものの、加齢による機能低下に対しては、漢方薬や骨盤底筋群の強化リハビリテーションが大変重要な治療方法となってくる。

ファーストライン

- 尿路感染症は、高齢者でも基本的には感染を起こしている細菌を尿検査から判定し、それに合った抗菌薬を投与することである。しかしながら高齢者では、排尿機能低下から、細菌感染を繰り返すことが多くなる。またその度に抗菌薬を投与すると抗菌薬に耐性を形成し、抗菌力が著しく低下する。
- このような泌尿器系に繰り返し発生する炎症所見による頻尿、排尿痛、尿量減少には**五淋散**㊺が有効。
- また、かかる泌尿器系の炎症所見に由来する血尿には、**猪苓湯**㊵が有効。
- これが慢性化したときには、泌尿器系の粘膜修復作用がある四物湯を合方した**猪苓湯合四物湯**⑫が有効性を示すことが多い。

症例

患者：68歳、女性、主婦。
主訴：血尿、排尿痛。
既往歴：特記すべきことなし。
現病歴：1か月前から血尿とともに排尿痛をきたすようになったため、泌尿器科のクリニックを受診し精査した。無症候性血尿と診断され、経過を観察することになったが、ときどき血尿と排尿痛を感じることがある。
現症：身長152 cm、体重52 kg、貧血(−)、黄疸(−)、浮腫(−)、血圧134/62 mmHg、脈74/分、整。胸部所見に異常はなかったが、腹部所見で臍下の下腹部に緊張感を少し感じることがある。
治療：排尿痛を伴う無症候性血尿と考えて猪苓湯7.5 g/日を投与したところ、投与14日目には排尿痛は消失、投与28日後には血尿も消失した。その後、投与42日で投薬を中止したが、症状の再発は認められなかった。

猪苓湯㊵

急性の血尿、排尿痛、口渇、残尿感

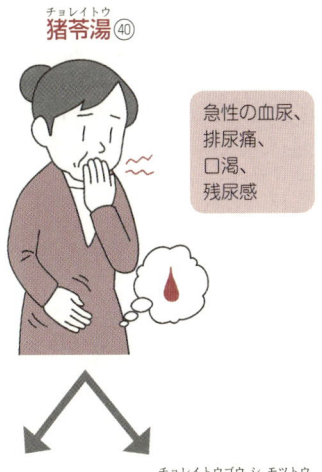

↙ ↘

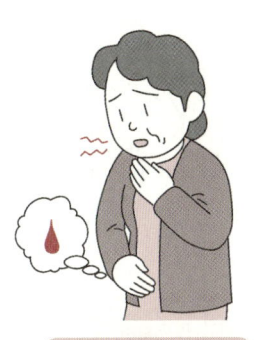

五淋散㊶
頻尿、排尿痛、残尿感

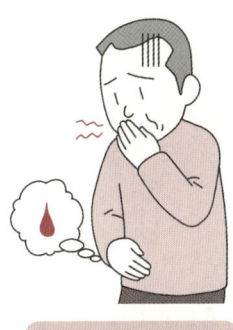

猪苓湯合四物湯⑫
繰り返す血尿、残尿感

[血尿と尿路感染症]
ファーストラインと使いこなしのポイント

25. 血尿と尿路感染症

[血尿と尿路感染症]
漢方治療の実際

	ファーストライン		
構成生薬	**猪苓湯** ㊵ (チョレイトウ) 沢瀉 (タクシャ)、 猪苓 (チョレイ)、 茯苓 (ブクリョウ)、 阿膠 (アキョウ)、 滑石 (カッセキ)	**五淋散** ㊺ (ゴリンサン) 茯苓 (ブクリョウ)、 黄芩 (オウゴン)、 甘草 (カンゾウ)、 地黄 (ジオウ)、 車前子 (シャゼンシ)、 沢瀉 (タクシャ)、 当帰 (トウキ)、 木通 (モクツウ)、 山梔子 (サンシシ)、 芍薬 (シャクヤク)、 滑石 (カッセキ)	**猪苓湯合四物湯** ⑫ (チョレイトウゴウシモツトウ) 地黄 (ジオウ)、 芍薬 (シャクヤク)、 川芎 (センキュウ)、 沢瀉 (タクシャ)、 猪苓 (チョレイ)、 当帰 (トウキ)、 茯苓 (ブクリョウ)、 阿膠 (アキョウ)、 滑石 (カッセキ)
症状と使用目標	血尿。 残尿感。 顎と肩のこり 上半身の疼痛 ● 尿量減少。 ● 下肢の浮腫。	頻尿。 排尿痛。 肩こり、神経痛 手足の冷えと神経痛 ● 残尿感。 ● 尿量減少。	慢性血尿。 残尿感。 肩のこり 上半身の疼痛 下肢の冷え ● 尿量減少。 ● 下肢の浮腫。

[血尿と尿路感染症]
各処方の使用時期と期間

体力	急性期	亜急性期	回復期
丈夫 ↓ 普通 ↓ 虚弱		五淋散⑯ 猪苓湯㊵ 　　猪苓湯合四物湯⑫	

- **五淋散**は、急性期から亜急性期にかけて泌尿器系の感染症状に投与することが多く、長期投与は比較的少ない。
- **猪苓湯**も同様に急性期から亜急性期に投与されることが多い処方である。
- これに対して**猪苓湯合四物湯**は、**猪苓湯**を（比較的）長期に投与しても十分な有効性が得られていない症例の亜急性期から回復期に投与することが多い。
- 高齢者の泌尿器症状には、当然ながら腎虚の要素が入っている。そのため腰痛、下肢の冷えなどの腎陽虚の症状を合併していれば、**八味地黄丸**⑦（p.137 参照）や**牛車腎気丸**⑩（p.154 参照）を併用したり、口渇や皮膚の乾燥感などの腎陰虚の症状を合併していれば、**六味丸**㊼、**麦門冬湯**㉙など（p.59 参照）を併用するとよい。
- また女性の子宮や膀胱下垂が原因のときには**補中益気湯**㊶（p.200 参照）の併用が有効であると考える。
- これらの方剤を3つの方剤に合方することで効果がさらに得られることも多く経験する。

25. 血尿と尿路感染症

耳鼻咽喉科疾患

26 耳鳴り

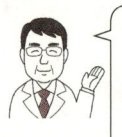

- ファーストラインの３処方!!
  ⇒ **柴苓湯**⑭、**釣藤散**㊼、**牛車腎気丸**⑩⑦
- 口渇、尿量減少、むくみ、頭痛、のぼせ、腰と下肢の冷えと疼痛などの症状で使い分けよう！

高齢者の耳鳴りの特徴

- 耳鳴りは、難聴や眩暈とともに起こってくることが多い。とくに75歳以上の高齢者では、２割以上の人に耳鳴りがあるとされている。高齢者の耳鳴りの特徴は、難聴が進行するとともに発生することが多い。
- 耳鳴りは、本人以外が聴取できない自覚的耳鳴りと、本人以外の第三者に聴取可能な他覚的耳鳴に分類される。
- 耳鳴りに対する決定的な治療方法はないが、漢方薬による治療効果は多数認められる。４〜６割というのが一般的であり、それなりの効果が得られる。

ファーストライン

- 高齢者の耳鳴りは加齢現象によるものが多いので、腎虚を改善することが重要となる。したがって補腎剤（六味地黄丸、八味地黄丸、**牛車腎気丸**⑩⑦）が慢性の耳鳴りには最も多く用いられる。

- ほかに高齢者では、脳循環不全による耳鳴りも比較的多いため、釣藤散㊼なども適応となる。ただし、比較的若い人に多い、ストレスによる耳鳴りに多く用いられる柴胡加竜骨牡蛎湯（サイコカリュウコツボレイトウ）は用いられることが少ない。
- しかしながら、耳鳴りが起きてあまり経過していないときは、抗炎症効果と水分代謝の改善作用がある柴苓湯⑭を用いると効果が得られることがある。

症例

患者　：71歳、男性、農業。
主訴　：左耳難聴、耳鳴り。
既往歴：高血圧と高脂血症で食事療法と内服治療中。
現病歴：1か月前から左耳に難聴が起こり、人の話が聞きづらくなってきた。これに加えて2週間前から耳鳴りが起こってきた。耳鼻咽喉科を受診したところ、老人性難聴との診断であり、内服治療を受けている。
現症　：身長172 cm、体重68 kg、貧血(−)、黄疸(−)、浮腫(−)、血圧128/68 mmHg、脈76/分、整。胸部所見に異常はなかったが、腹部所見で胸脇苦満と心下痞鞕があった。神経学的所見にとくに異常はなかった。
治療　：難聴とともに比較的急速に起こった耳鳴りなので、炎症性変化によると考え、柴苓湯7.5 g/日を投与した。投与14日目には耳鳴りは多少改善し、投与28日目にはかなり軽減した。投与56日目には左耳の難聴は残っているものの耳鳴りは完全に消失したので投薬を中止した。

サイレイトウ
柴苓湯 ⑭

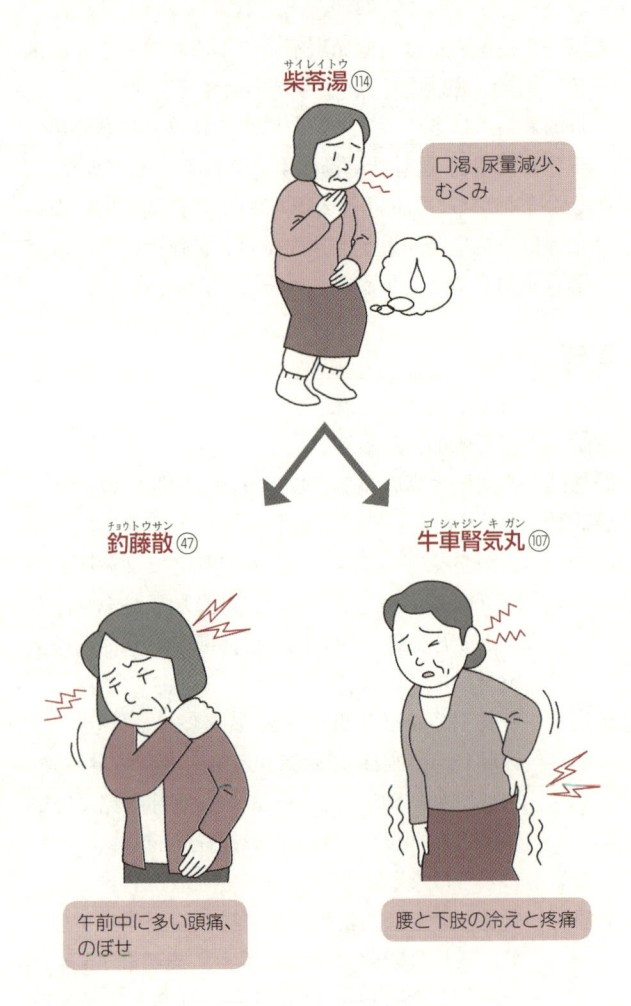

口渇、尿量減少、むくみ

チョウトウサン
釣藤散 ㊼

午前中に多い頭痛、のぼせ

ゴ シャジン キ ガン
牛車腎気丸 ⑩⑦

腰と下肢の冷えと疼痛

[耳鳴り]
ファーストラインと使いこなしのポイント

[耳鳴り]
漢方治療の実際

	ファーストライン		
	柴苓湯(114) (サイレイトウ)	釣藤散(47) (チョウトウサン)	牛車腎気丸(107) (ゴシャジンキガン)
構成生薬	柴胡（サイコ）、 沢瀉（タクシャ）、 半夏（ハンゲ）、 黄芩（オウゴン）、 蒼朮（ソウジュツ）、 大棗（タイソウ）、 猪苓（チョレイ）、 人参（ニンジン）、 茯苓（ブクリョウ）、 甘草（カンゾウ）、 桂皮（ケイヒ）、 生姜（ショウキョウ）	石膏（セッコウ）、 釣藤鉤（チョウトウコウ）、 陳皮（チンピ）、 麦門冬（バクモンドウ）、 半夏（ハンゲ）、 茯苓（ブクリョウ）、 菊花（キクカ）、 人参（ニンジン）、 防風（ボウフウ）、 甘草（カンゾウ）、 生姜（ショウキョウ）	地黄（ジオウ）、 牛膝（ゴシツ）、 山茱萸（サンシュユ）、 山薬（サンヤク）、 車前子（シャゼンシ）、 沢瀉（タクシャ）、 茯苓（ブクリョウ）、 牡丹皮（ボタンピ）、 桂皮（ケイヒ）、 附子末（ブシマツ）
症状と使用目標	急性の耳鳴り。 浮腫傾向。 ・心下部に抵抗感 ・季肋部に抵抗感 ・全体的にやや浮腫傾向 ● 口渇。 ● 嘔気。	耳鳴り。 頭痛とのぼせ。 ・肩こり ・頭痛とのぼせ ・心下部に抵抗感 ・下肢はやや冷える ● 肩こり。 ● 下肢の冷え。	慢性の耳鳴り。 腰と下肢の冷え。 ・腰の冷えや疼痛あり ・下肢がやや浮腫傾向 ● 浮腫傾向。 ● 排尿障害。

[耳鳴り]
各処方の使用時期と期間

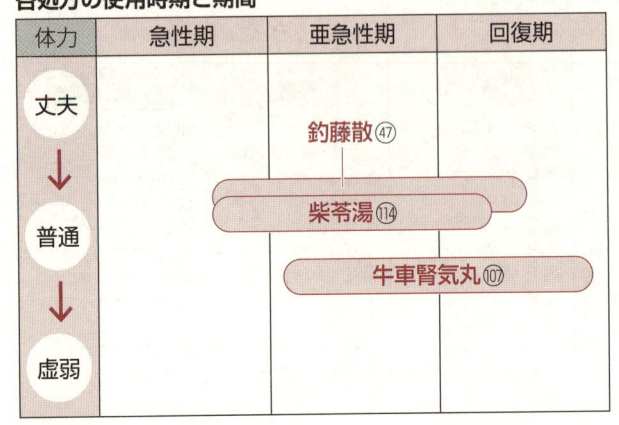

体力	急性期	亜急性期	回復期
丈夫 ↓ 普通 ↓ 虚弱		釣藤散㊼ 柴苓湯⑭ 牛車腎気丸⑩	

- **柴苓湯**は、急性期から亜急性期に投与することが多く、慢性的に投与して効果が得られることは比較的少ない。
- **釣藤散**は、急性期から回復期まで長期間投与することが多い漢方方剤である。釣藤散は構成生薬に六君子湯(リックンシトウ)の構成生薬を含むため長期投与しても胃腸障害をきたすことは少ない。
- **牛車腎気丸**は、亜急性期から回復期に投与することが多く、加齢現象を改善するために投与するので継続投与することが多い。

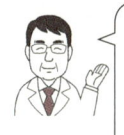

耳鼻咽喉科疾患

27 慢性副鼻腔炎

- ファーストラインの3処方!!
  ⇒ **葛根湯加川芎辛夷**②、**辛夷清肺湯**⑩、
  荊芥連翹湯㊿
- 鼻閉と鼻汁、項と肩のこり、頭痛、咳嗽、皮膚の瘙痒の症状によって使い分けよう！

高齢者の慢性副鼻腔炎の特徴

- 副鼻腔炎は、鼻の周囲にある副鼻腔の粘膜に、細菌やウイルスが繰り返して炎症を起こし、鼻水、鼻閉、咳、頭痛などを起こす。これが治療によっても容易に症状が改善しなくなり、3か月以上経過したものを慢性副鼻腔炎という。
- 治療方法は、漢方薬を含む薬物療法、鼻吸引、鼻洗浄、ネブライザー療法、手術療法である。高齢者の慢性副鼻腔炎の治療方法は、原則的には成人と同じであるが、高齢者では手術療法が成人より全身状態の関係から行いにくく、しかも比較的症状が進行している症例も多いため、長期間保存療法を行う必要性があることをしばしば経験する。
- さらに副鼻腔の炎症は、上気道全体に影響を与えることによって、下気道である肺機能にも大きな影響を与える。高齢者は、もともと肺機能の低下が存在するた

め、上気道である副鼻腔の炎症をコントロールさせることが肺機能を確保するためにも大変重要となる。

ファーストライン

- 慢性副鼻腔炎の薬物療法としては、マクロライド系抗菌薬を投与することが多いが、これに漢方薬を症状に応じて併用すると臨床的有効性を得られることがしばしば経験される。
- マクロライド系抗菌薬によっても症状が改善しない副鼻腔気管支症候群7例に**葛根湯加川芎辛夷**②を併用したところ、慢性副鼻腔炎の症状のみならず、下気道の炎症症状も改善し、結果的に全体的肺機能も改善したことを筆者らは報告している[1]。**葛根湯加川芎辛夷**は、葛根湯がもつ辛温解表作用、すなわち体を温めて筋肉の拘縮を取り弛緩される作用を、辛夷と川芎を加えることで頸から上にさらに集中させる効果がある。つまり、慢性副鼻腔炎による鼻閉、項背のこり、頭痛などに有効となる。また、呼吸器系に対する抗炎症作用も増強される傾向がある。
- **葛根湯加川芎辛夷**でも炎症症状が改善されないときには、**辛夷清肺湯**⑭を用いるとよい。**辛夷清肺湯**には、黄芩や知母、石膏や辛夷などの抗炎症作用に優れた生薬を含んでいるからである。
- 慢性副鼻腔炎とともに慢性皮膚炎を合併している症例には**荊芥連翹湯**㊿を投与すると効果が得られることが多い。

1) 加藤士郎、木代泉、大沼天. 副鼻腔気管支症候群に対するエリスロマイシンと葛根湯加川芎辛夷の長期併用療法の臨床的有効性. 呼吸

症例

患者　：68歳、男性、会社員。
主訴　：慢性の鼻汁、鼻閉、頭痛、肩こり。
既往歴：高血圧で内服治療中。
現病歴：ここ4か月前から鼻汁と鼻閉がさらに強くなってきた。これとともに肩こりや頭痛が出現してきた。3か月前から耳鼻咽喉科クリニックに通院を開始し、慢性副鼻腔炎の診断のもと通院治療を開始したが、症状が改善しなかった。
現症　：身長168 cm、体重70 kg、貧血(-)、黄疸(-)、浮腫(-)、血圧136/72 mmHg、脈74/分、整。胸部所見に異常はなかったが、腹部所見で臍傍部の圧痛(大塚の圧痛点)が認められた。神経学的所見に異常はなかった。
治療　：比較的体力のある症例に発症した慢性副鼻腔炎の鼻汁と鼻閉で、肩こりや頭痛を伴っている。葛根湯が適応となる大塚の圧痛点が認められるなどから、葛根湯加川芎辛夷7.5 g/日を投与したところ、投与14日目に鼻汁と鼻閉の改善とともに、投与28日目には肩こりや頭痛も改善した。症状が改善したので、現在5.0 g/日の維持投与を行っている。

葛根湯加川芎辛夷 ②

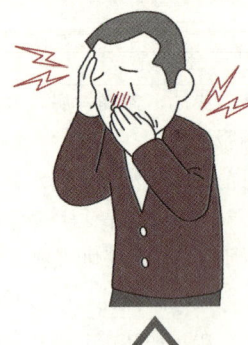

鼻閉と鼻汁、肩こり、頭痛

辛夷清肺湯 ⑩⁴

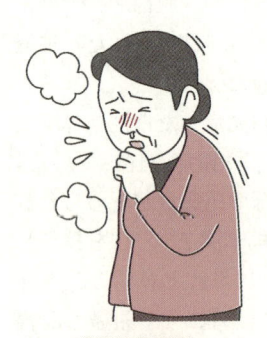

鼻閉と鼻汁、咳と痰

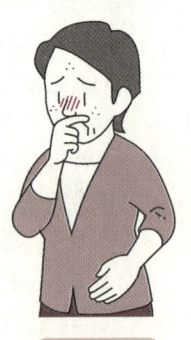

荊芥連翹湯 ㊿

鼻閉と鼻汁、皮膚の湿疹

[慢性副鼻腔炎]
ファーストラインと使いこなしのポイント

[慢性副鼻腔炎]
漢方治療の実際

ファーストライン			
	葛根湯加川芎辛夷 ② （カッコントウカセンキュウシンイ）	**辛夷清肺湯 ⑩④** （シンイセイハイトウ）	**荊芥連翹湯 ㊿** （ケイガイレンギョウトウ）
構成生薬	葛根（カッコン）、大棗（タイソウ）、麻黄（マオウ）、甘草（カンゾウ）、桂皮（ケイヒ）、芍薬（シャクヤク）、辛夷（シンイ）、川芎（センキュウ）、生姜（ショウキョウ）	石膏（セッコウ）、麦門冬（バクモンドウ）、黄芩（オウゴン）、山梔子（サンシシ）、知母（チモ）、百合（ビャクゴウ）、辛夷（シンイ）、枇杷葉（ビワヨウ）、升麻（ショウマ）	黄芩（オウゴン）、黄柏（オウバク）、黄連（オウレン）、桔梗（キキョウ）、枳実（キジツ）、荊芥（ケイガイ）、柴胡（サイコ）、山梔子（サンシシ）、地黄（ジオウ）、芍薬（シャクヤク）、川芎（センキュウ）、当帰（トウキ）、薄荷（ハッカ）、白芷（ビャクシ）、防風（ボウフウ）、連翹（レンギョウ）、甘草（カンゾウ）
症状と使用目標	鼻閉、少しの鼻汁。項と背中のこり。 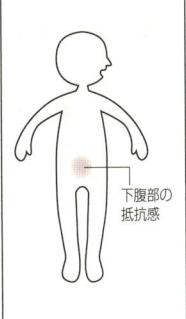 下腹部の抵抗感 ● 肩こり。 ● 頭痛。	鼻閉、鼻汁。痰と咳嗽。 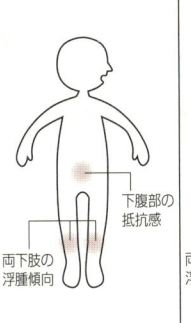 下腹部の抵抗感 両下肢の浮腫傾向 ● 頭痛。	鼻閉、鼻炎。皮膚の瘙痒。 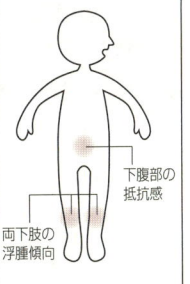 下腹部の抵抗感 両下肢の浮腫傾向 ● 皮膚が浅黒い。 ● 皮膚が化膿しやすい。

[慢性副鼻腔炎]
各処方の使用時期と期間

体力	急性期	亜急性期	回復期
丈夫 ↓ 普通 ↓ 虚弱	辛夷清肺湯⑩ 葛根湯加川芎辛夷② 荊芥連翹湯㊿		

- 慢性副鼻腔炎に対する基本処方は、**葛根湯加川芎辛夷**で、急性期から亜急性期、さらに回復期まで投与し得る。
- 慢性副鼻腔炎の炎症所見が強いときには、急性期から亜急性期の炎症所見が改善するまでは**辛夷清肺湯**を投与すべきである。
- 慢性副鼻腔炎症状のみならず、皮膚に慢性の化膿性湿疹を合併するときには、**荊芥連翹湯**を急性期、亜急性期、さらに回復期まで継続投与すべきである。

皮膚科疾患

28 老人性皮膚瘙痒症

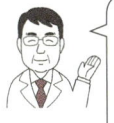

- ファーストラインの3処方!!
  ⇒ 当帰飲子(トウキインシ)㊆、加味帰脾湯(カミキヒトウ)㋟、人参養栄湯(ニンジンヨウエイトウ)⑱
- 皮膚の乾燥、かゆみ、精神不安、不眠、微熱、咳と痰などの症状で使い分けよう！

老人性皮膚瘙痒症の特徴

- 皮膚瘙痒症は、明確な原因がないのにかゆみだけが起きる皮膚疾患のことをいう。とくに高齢者に起きるものを老人性皮膚瘙痒症という。症状としては、原因がないのに肌がかゆい、肌がカサカサして白っぽく見える、かゆみで夜寝つけない、かきむしって皮膚が赤いなどの症状がある。

- 高齢になると、皮膚にある潤いを保つ機能が低下し、皮膚が乾燥しやすくなり、乾燥すると体の外からの刺激に敏感になり、かゆみが出てくる。さらに汗腺や皮脂腺の働きが悪くなると、皮膚の表面にある脂肪膜が少なくなり、外部からの刺激を受けやすくなるなどの理由が考えられている。

- 治療は、皮膚の潤いを保つためのクリームや外用薬が主体となり、内服薬には抗ヒスタミン薬や抗アレルギー薬が用いられるが、十分な効果が出ず、漢方薬をしばしば用いることがある。

ファーストライン

- 老人性瘙痒症では皮膚が萎縮乾燥している。漢方医学的には血虚と血燥であるので、四物湯(シモツトウ)の加味方である**当帰飲子**⑧⑥が最も多く適応となる。症状的には貧血性で皮膚は枯燥、発疹、発赤、分泌物などのない瘙痒症、夜間とくにかゆみが強いなどがある。
- 皮膚症状に加えて、不眠症、精神不安、神経症などの症状があるものは**加味帰脾湯**⑬⑦である。
- 皮膚症状に加えて、微熱、悪寒、咳嗽、不眠などを伴うものは**人参養栄湯**⑩⑧である。

症例

患者　：76歳、女性、主婦。
主訴　：皮膚のかゆみ(とくに夜間に強い)。
既往歴：73歳時に脳血栓になり、その後ときどき頭痛がある。
現病歴：ここ3か月前から、はっきりとした原因はなく、皮膚に瘙痒感を覚えるようになった。この瘙痒感はとくに夜間に強い傾向があり、皮膚科専門のクリニックを受診した。老人性皮膚瘙痒症の診断のもと加療を受けるが、症状は改善しなかった。
現症　：身長154 cm、体重46 kg、貧血(-)、黄疸(-)、浮腫(-)、血圧116/58 mmHg、脈72/分、整。胸部と腹部の理学的所見、さらに神経学的所見にとくに異常はなかったが、四肢末端が多少冷えていた。また皮膚全体に乾燥感が強い。
治療　：老人性皮膚瘙痒症と考え、**当帰飲子**5.0 g/日を投与したところ、投与7日目にはかゆみは少し改善し、投与21日目にはかなり改善した。投与56日目には全身にあった皮膚の乾燥感も消失してきた。現在も内服を継続している。

当帰飲子(トウキインシ)⑱

皮膚の乾燥と
かゆみ

↙ ↘

加味帰脾湯(カミキヒトウ)⑬⑦　　　**人参養栄湯**(ニンジンヨウエイトウ)⑩⑧

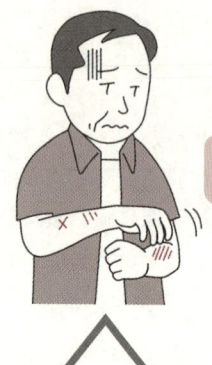

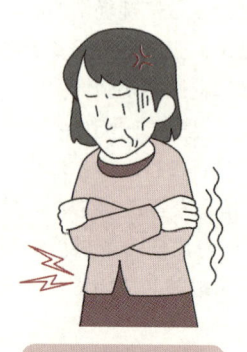

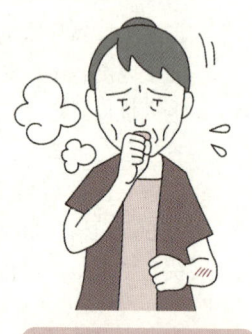

皮膚の乾燥とかゆみ、　　　皮膚の乾燥とかゆみ、
精神不安と不眠　　　　　食欲不振、咳と痰、不眠

[老人性皮膚瘙痒症]
ファーストラインと使いこなしのポイント

[老人性皮膚瘙痒症]
漢方治療の実際

	ファーストライン		
構成生薬	**当帰飲子**（トウキインシ）⑧⑥ 当帰（トウキ）、 地黄（ジオウ）、 蒺藜子（シツリシ）、 芍薬（シャクヤク）、 川芎（センキュウ）、 防風（ボウフウ）、 何首烏（カシュウ）、 黄耆（オウギ）、 荊芥（ケイガイ）、 甘草（カンゾウ）	**加味帰脾湯**（カミキヒトウ）⑬⑦ 黄耆（オウギ）、 柴胡（サイコ）、 酸棗仁（サンソウニン）、 蒼朮（ソウジュツ）、 人参（ニンジン）、 茯苓（ブクリョウ）、 竜眼肉（リュウガンニク）、 遠志（オンジ）、 山梔子（サンシシ）、 大棗（タイソウ）、 当帰（トウキ）、 甘草（カンゾウ）、 生姜（ショウキョウ）、 木香（モッコウ）	**人参養栄湯**（ニンジンヨウエイトウ）⑩⑧ 地黄（ジオウ）、 当帰（トウキ）、 白朮（ビャクジュツ）、 茯苓（ブクリョウ）、 人参（ニンジン）、 桂皮（ケイヒ）、 遠志（オンジ）、 芍薬（シャクヤク）、 陳皮（チンピ）、 黄耆（オウギ）、 甘草（カンゾウ）、 五味子（ゴミシ）
症状と使用目標	皮膚がかゆい。 皮膚が乾燥している。 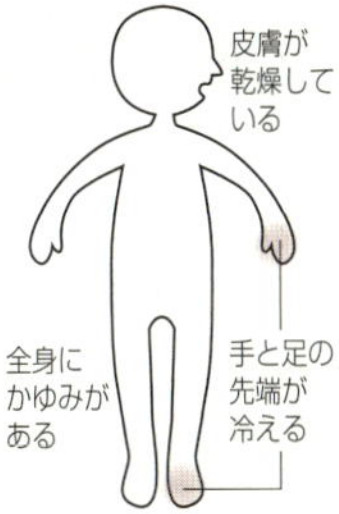 ・皮膚が乾燥している ・全身にかゆみがある ・手と足の先端が冷える ● 手や足に冷えがある。	皮膚がかゆい。 不安や不眠がある。 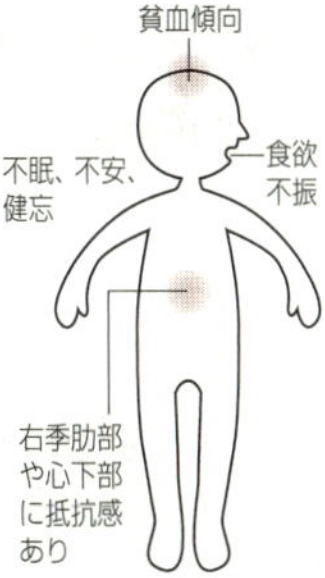 ・貧血傾向 ・不眠、不安、健忘 ・食欲不振 ・右季肋部や心下部に抵抗感あり ● 全身倦怠感と疲労。 ● 貧血傾向。	皮膚がかゆい。 食欲不振と寝汗。 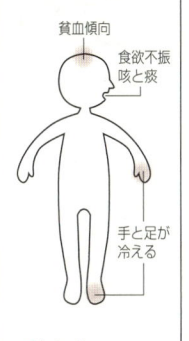 ・貧血傾向 ・食欲不振 ・咳と痰 ・手と足が冷える ● 咳と痰。 ● 貧血傾向。 ● 不眠。

[老人性皮膚瘙痒症]
各処方の使用時期と期間

体力	急性期	亜急性期	回復期
丈夫 ↓ 普通 ↓ 虚弱		当帰飲子⑧⑥ 加味帰脾湯⑬⑦ 人参養栄湯⑩⑧	

- 老人性皮膚瘙痒症のファーストチョイスとして最も頻度の多い**当帰飲子**は、急性期から投与し、亜急性期、さらに回復期まで継続投与することがしばしば経験される。
- **加味帰脾湯**は、老人性皮膚瘙痒症で身体的には貧血気味で、全身倦怠感があり、精神不安や不眠のあるときに、急性期から亜急性期、さらに回復期に至るまで継続投与が可能である。
- **人参養栄湯**も同様に、老人性皮膚瘙痒症で、全身倦怠感、食欲不振、咳や痰、不眠があるときには、急性期から亜急性期、さらに回復期に至るまで継続投与することが多い。

皮膚科疾患

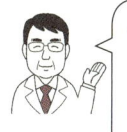

29 褥瘡

- ファーストラインの３処方!!
  ⇒ **十全大補湯**㊽、**加味帰脾湯**⑬⑦、**人参養栄湯**⑱
- 貧血傾向、不安や不眠傾向、食欲不振と咳、痰などの症状によって使い分けよう！

褥瘡の特徴

- 褥瘡は、後頭部、肩甲骨部、肋骨角部、脊椎棘突起部、仙尾・仙腸部、踵骨部、内・外踝部などの人体の生理的な骨性隆起部の皮膚・軟部組織に圧迫・伸張・剪断応力が外力によって生じ、その結果、組織の微小循環が不全となり、壊死が起こり、皮膚潰瘍を生じたものである。
- 発生原因は外的因子と内的因子に大別され、外的因子は身体とベッドなどの支持面にかかる応力で、内的因子は加齢、低栄養（血清アルブミンの低下や貧血）、麻痺、乾皮症によるものである。
- 漢方薬は補剤を中心に用いることが多く、これによって内的因子に影響して褥瘡の発生を防ぐ。

ファーストライン

- 褥瘡に用いるファーストラインとして最も多く用いるのは**十全大補湯**㊽である。**十全大補湯**は、四君子湯(シクンシトウ)と四物湯(シモツトウ)を合わせた八珍湯(ハッチントウ)に桂皮(ケイヒ)と黄耆(オウギ)を加えた処方で、褥瘡の症例に多い気虚と血虚を回復し、さらに合併する虚寒証を改善する作用がある。これらの作用によって褥瘡の内的因子である栄養状態や微小循環障害を改善する。
- 褥瘡症状に加えて、不眠症、精神不安、神経症などの症状があるものは**加味帰脾湯**⑬⑦である。
- 褥瘡症状に加えて微熱、悪寒、咳嗽、不眠などの症状を伴うものは、**人参養栄湯**⑩⑨である。

186　皮膚科疾患

症例

患者：76歳、男性、無職。
主訴：全身倦怠感、食欲不振。
既往歴：72歳のとき、脳梗塞に罹患した片麻痺となり、現在、通所で生活リハビリテーションを行っている。
現病歴：2か月前に自宅で転倒し腰部を打撲、以後自宅で寝ていることが多くなった。ここ1か月前に仙尾部に褥瘡を形成し、皮膚科のクリニックに通院している。最近は全身倦怠感や食欲不振も出現してきた。また皮膚が乾燥してきた。
現症：身長165 cm、体重57 kg、貧血(+)、黄疸(-)、浮腫(-)、血圧128/74 mmHg、脈74/分、整。胸部所見や腹部所見にとくに異常はなく、神経学的所見も左片麻痺はあるが、大きな異常はなかった。
治療：脳梗塞後遺症により左片麻痺となった症例が、転倒を契機にADLが低下したと考えられる。漢方医学的には気・血両虚と考え、**十全大補湯** 7.5 g/日を投与した。投与14日目から食欲も改善し、全身倦怠感も回復してきた。ADLも改善し、投与28日目には仙尾部の褥瘡も改善傾向を示し、投与42日目には褥瘡も治癒した。投与56日目にはADLが元の状態に回復したので投薬を中止した。

十全大補湯 ㊽
ジュウゼンタイホトウ

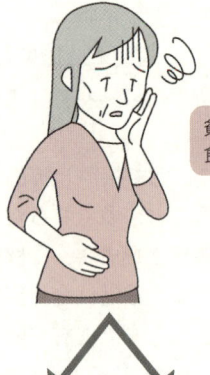

貧血傾向、食欲不振

↙ ↘

加味帰脾湯 ⑬⑦
カミキヒトウ

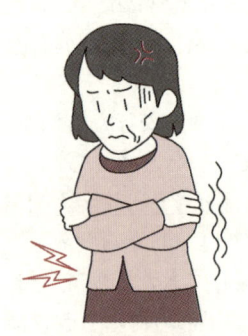

不安、不眠、貧血傾向

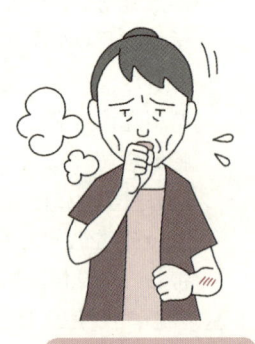

人参養栄湯 ⑩⑧
ニンジンヨウエイトウ

全身倦怠感、食欲不振、咳と痰、不眠

[褥瘡]
ファーストラインと使いこなしのポイント

[褥瘡]
漢方治療の実際

	ファーストライン		
	十全大補湯 ㊽ (ジュウゼンタイホトウ)	**加味帰脾湯 ⑬⑦** (カミキヒトウ)	**人参養栄湯 ⑩⑧** (ニンジンヨウエイトウ)
構成生薬	黄耆 (オウギ)、 桂皮 (ケイヒ)、 地黄 (ジオウ)、 芍薬 (シャクヤク)、 川芎 (センキュウ)、 蒼朮 (ソウジュツ)、 当帰 (トウキ)、 人参 (ニンジン)、 茯苓 (ブクリョウ)、 甘草 (カンゾウ)	黄耆 (オウギ)、 柴胡 (サイコ)、 酸棗仁 (サンソウニン)、 蒼朮 (ソウジュツ)、 人参 (ニンジン)、 茯苓 (ブクリョウ)、 竜眼肉 (リュウガンニク)、 遠志 (オンジ)、 山梔子 (サンシシ)、 大棗 (タイソウ)、 当帰 (トウキ)、 甘草 (カンゾウ)、 生姜 (ショウキョウ)、 木香 (モッコウ)	地黄 (ジオウ)、 当帰 (トウキ)、 白朮 (ビャクジュツ)、 茯苓 (ブクリョウ)、 人参 (ニンジン)、 桂皮 (ケイヒ)、 遠志 (オンジ)、 芍薬 (シャクヤク)、 陳皮 (チンピ)、 黄耆 (オウギ)、 甘草 (カンゾウ)、 五味子 (ゴミシ)
症状と使用目標	皮膚に潰瘍がある。 貧血傾向がある。 貧血／皮膚の乾燥／手と足の冷え ● 食欲不振。 ● 疲労と全身倦怠感。 ● 手と足の冷え。	皮膚がかゆい。 不安や不眠がある。 貧血傾向／不眠、不安、健忘／食欲不振／右季肋部や心下部に抵抗感あり ● 全身倦怠感と疲労。 ● 貧血傾向。	皮膚がかゆい。 食欲不振と寝汗。 貧血傾向／食欲不振／咳と痰／手と足が冷える ● 咳と痰。 ● 貧血傾向。 ● 不眠。

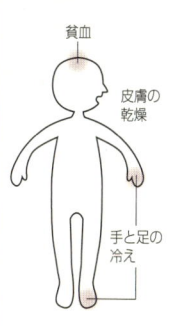

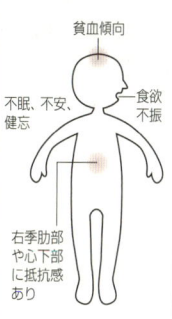

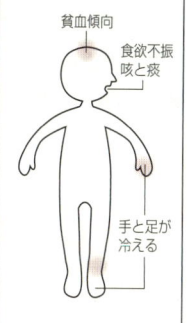

29. 褥瘡

[褥瘡]
各処方の使用時期と期間

体力	急性期	亜急性期	回復期
丈夫 ↓ 普通 ↓ 虚弱	加味帰脾湯㊻ 十全大補湯㊽ 人参養栄湯⑩⑧		

- 褥瘡のファーストチョイスとして最も頻度の多い**十全大補湯**は、急性期から投与し、亜急性期、さらに回復期まで継続投与することが多く経験される。
- **加味帰脾湯**は、褥瘡の症例で身体的には貧血気味で、全身倦怠感があり、精神不安や不眠のあるときに、急性期から亜急性期、さらに回復期に至るまで継続投与が可能である。
- **人参養栄湯**も同様に、褥瘡で全身倦怠感、食欲不振、咳や痰、不眠があるときには、急性期から亜急性期、さらに回復期に至るまで継続投与することが多い。

皮膚科疾患

30 化膿性皮膚炎

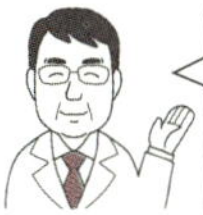

- ファーストラインの３処方 !!
  ⇒**十味敗毒湯**(ジュウミハイドクトウ)⑥、**消風散**(ショウフウサン)㉒、**排膿散及湯**(ハイノウサンキュウトウ)(122)
- 化膿性丘疹で分泌物が多い、痂皮形成のある皮疹で分泌物が多い、化膿し浸潤傾向の強い皮疹などによって使い分けよう！

高齢者の化膿性皮膚炎の特徴

- 皮膚炎の原因は、種々の細菌やウイルスなどによる感染症のもの、薬剤、動物、植物などによるアレルギー性のもの、種々の圧迫などによる物理的なものなど多岐にある。また急性発症するもの、慢性化するものなど、種々の病態を呈することが多い。
- 一般に化膿性皮膚炎も含めて、漢方薬による治療は西洋医学的治療が有効と考えられる急性例以外に適応となることが多い。すなわち、慢性例や難治例では漢方治療単独、あるいは西洋医学的療法と併用で行うと有効性が得られる。ただし漢方治療の効果は、他の疾患の漢方治療の効果と比較しても個人差が大きく、効果発現までの時間が長いことが多い。とくに高齢者では、効果発現の時間が、通常、成人よりさらに長いことが多い。
- 化膿性皮膚疾患でも、西洋医学的な抗菌薬やステロイ

ドなどの抗炎症薬によっても容易に症状が改善しない症例に漢方薬を用いることが多い。

ファーストライン

- 臨床的に化膿性皮膚疾患に最も多く用いられるのは**十味敗毒湯**⑥。**十味敗毒湯**は、化膿性の皮膚疾患で分泌物の多いときに初期から用いられる。症状が改善すれば、急性期から亜急性期で投薬を中止できるが、症状が改善されないときには、慢性投与によって症状が改善されることも多い。
- 次に多いのが**消風散**㉒を用いる症例。**消風散**は分泌物が多く、皮膚が腫れていてかゆみの多い慢性の皮膚疾患に用いることが多い。いわゆる慢性の湿疹や蕁麻疹、難治性のあせもなどに投与されることが多い。**排膿散及湯**㉒は、上半身、とくに顔面の疼痛を伴うような化膿性の皮膚疾患に多く用いられる。すなわち、面疔や、口腔や咽頭部の腫脹物などに用いられることが多い。
- **消風散**も**排膿散及湯**も急性期から亜急性期に用いられることが多いが、症例によっては長期投与となることも多い。

症例

患者　：68歳、男性、会社役員。
主訴　：皮膚の散発性紅斑、血疹、膿疱。
既往歴：軽症高血圧で内服治療中。
現病歴：ここ2週間前から、体幹と上肢の皮膚に散発性紅斑、血疹、膿疱を認めるようになり、皮膚科クリニックを受診する。軟膏の塗布と内服治療を行ったが、症状があまり改善しなかった。
現症　：身長178 cm、体重72 kg、貧血(-)、黄疸(-)、浮腫(-)、血圧136/72 mmHg、脈74/分、整。胸部所見に異常はなかったが、腹部所見で右季肋部に胸脇苦満を認めた。神経学的所見に異常を認めなかった。
治療　：臨床症状から考えて、十味敗毒湯7.5 g/日を投与したところ、投与14日目には皮膚の紅斑、血疹、膿疱が次第に消失してきた。投与28日目にはほぼ消失したため廃薬した。その後の経過は良好である。

十味敗毒湯 ⑥

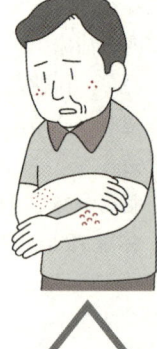

皮膚の散発性紅斑、血疹、膿疱

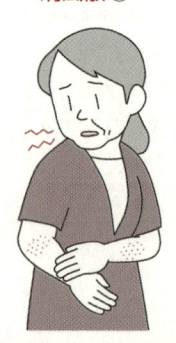

消風散 ㉒

痂皮形成のある皮疹で、分泌物が多い

排膿散及湯 ⑫⑫

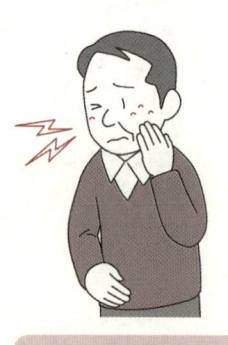

化膿し浸潤傾向の強い皮疹

[化膿性皮膚炎]
ファーストラインと使いこなしのポイント

[化膿性皮膚炎]
漢方治療の実際

ファーストライン			
	十味敗毒湯 ⑥	消風散 ㉒	排膿散及湯 122
構成生薬	桔梗（キキョウ）、柴胡（サイコ）、川芎（センキュウ）、茯苓（ブクリョウ）、樸樕（ボクソク）、独活（ドクカツ）、防風（ボウフウ）、甘草（カンゾウ）、荊芥（ケイガイ）、生姜（ショウキョウ）	石膏（セッコウ）、地黄（ジオウ）、当帰（トウキ）、牛蒡子（ゴボウシ）、蒼朮（ソウジュツ）、防風（ボウフウ）、木通（モクツウ）、胡麻（ゴマ）、知母（チモ）、甘草（カンゾウ）、苦参（クジン）、荊芥（ケイガイ）、蝉退（センタイ）	桔梗（キキョウ）、甘草（カンゾウ）、枳実（キジツ）、芍薬（シャクヤク）、大棗（タイソウ）、生姜（ショウキョウ）
症状と使用目標	化膿性丘疹。分泌物が多い。 下腹部の抵抗感 ● 胸脇苦満や心下痞がある。	痂皮形成のある皮疹。分泌物が多い。 下腹部の抵抗感 両下肢の浮腫傾向 ● 口渇などもある。 ● 夏によく増悪する皮疹。	化膿し浸潤傾向の強い皮疹。 下腹部の抵抗感 両下肢の浮腫傾向 ● 痰もときどきある面疔など顔面の化膿疹に有効である。

[化膿性皮膚炎]
各処方の使用時期と期間

体力	急性期	亜急性期	回復期
丈夫 ↓ 普通 ↓ 虚弱		消風散㉒ 十味敗毒湯⑥ 排膿散及湯⑫	

- **十味敗毒湯、消風散、排膿散及湯**などの皮膚科に用いる漢方薬は、有効性が個人によって著しく異なる。
- 有効な症例は、1週間も経過しないうちに著効し、症例によっては1か月以上投与して症状が次第に改善されることがよく経験される。
- したがって投与期間は症例によって異なり、急性期から亜急性期で投与中止できる症例から、回復期まで投与しないと症状が改善しない症例もある。

婦人科疾患

31 子宮脱

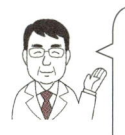

- ファーストラインの3処方!!
  ⇒ 補中益気湯㊶、十全大補湯㊽、清心蓮子飲⑪
- 全身倦怠感、食欲不振、貧血傾向、口渇、イライラ、頻尿、残尿感などの症状で使い分けよう!

高齢者の子宮脱の特徴

- 本来なら子宮は、靱帯や筋肉により、骨盤中央に支持されている。ところが、加齢、妊娠や出産の繰り返しにより支えが緩んでくると、重力にしたがって子宮が腟の方へと垂れ下がり、体外への脱出が起こる。
- 膀胱脱や直腸脱を併発することもあり、尿道のねじれを伴って排尿困難をきたすこともある。
- 体外へ脱出していないが、腟内で子宮の位置が下降している子宮下垂、子宮の一部が腟口からのぞいている部分子宮脱、子宮の全部が腟口から出てきている完全子宮脱に分けられる。
- 治療は骨盤底筋を鍛えるケーゲル体操、ペッサリーなどの器具で子宮口を下から支える処置、それでも治療できないときは緩んだ靱帯や筋肉を手術で補強したりする。

ファーストライン

- 子宮脱に対して漢方治療は、子宮脱に伴う諸症状を改善するのに有効なことがある。
- 全身倦怠感、食欲不振、体重低下などによって ADL が低下したときには、**補中益気湯**㊶が有効なことがある。**補中益気湯**を投与することで気力が回復し、食欲亢進、体重が増加し ADL も改善する。その結果、骨盤底の筋力が改善し、靱帯の支持能力も改善して軽度の子宮脱は改善することもある。
- これら全身倦怠感、食欲不振、体重低下のみならず、貧血症状も加わると**十全大補湯**㊽が適応となる。
- さらにイライラ、頻尿、残尿感などの症状が加わると、**清心蓮子飲**⑪が症状改善に有効なこともある。

症例

患者：86 歳、女性、無職。
主訴：全身倦怠感、食欲不振、腟部の違和感、排尿痛。
既往歴：高血圧、高脂血症、糖尿病で内服治療中。
現病歴：ここ 3 か月前から全身倦怠感が出現、1 か月前から次第に食欲が不振となり、腟部の違和感や排尿痛も少し感じるようになってきた。
現症：身長 148 cm、体重 42 kg、貧血(-)、黄疸(-)、浮腫(-)、血圧 136/74 mmHg、脈 62/分、整。腹部所見には異常はなかったが、腹部所見で下腹部に圧迫感が多少あり、軽度の子宮脱があった。神経学的な所見にはとくに異常を認めなかった。
治療：全身倦怠感、食欲不振、軽度の子宮脱による腟部の違和感と排尿痛があったため、**補中益気湯** 5 g/日を投与したところ、投与 7 日目から全身倦怠感や食欲不振が改善し始め、14 日目には症状はかなり改善し、元気になり活動能力も増した。投与 28 日目には腟部の違和感や排尿痛もまったくなくなった。以後、2.5 g/日を継続的に内服している。

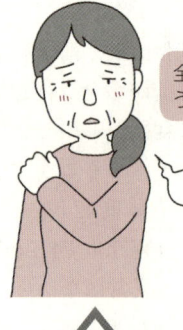

補中益気湯㊶
全身倦怠感、食欲不振、うつ傾向

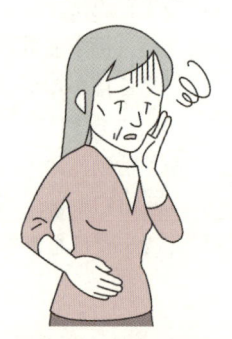

十全大補湯㊽
全身倦怠感、食欲不振、貧血、皮膚の乾燥

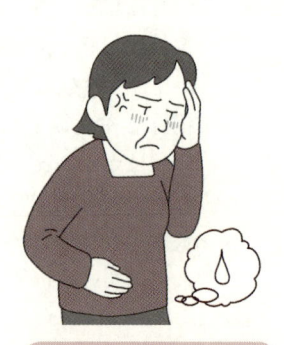

清心蓮子飲⑪
イライラ、不眠、動悸、口渇、胃腸が弱い、頻尿、残尿感、排尿痛

[子宮脱]
ファーストラインと使いこなしのポイント

200　婦人科疾患

[子宮脱]
漢方治療の実際

	ファーストライン		
	補中益気湯㊶(ホチュウエッキトウ)	**十全大補湯㊽**(ジュウゼンタイホトウ)	**清心蓮子飲⑪**(セイシンレンシイン)
構成生薬	黄耆(オウギ)、蒼朮(ソウジュツ)、人参(ニンジン)、当帰(トウキ)、柴胡(サイコ)、大棗(タイソウ)、陳皮(チンピ)、甘草(カンゾウ)、升麻(ショウマ)、生姜(ショウキョウ)	黄耆(オウギ)、桂皮(ケイヒ)、地黄(ジオウ)、芍薬(シャクヤク)、川芎(センキュウ)、蒼朮(ソウジュツ)、当帰(トウキ)、人参(ニンジン)、茯苓(ブクリョウ)、甘草(カンゾウ)	麦門冬(バクモンドウ)、茯苓(ブクリョウ)、黄芩(オウゴン)、車前子(シャゼンシ)、人参(ニンジン)、黄耆(オウギ)、甘草(カンゾウ)、蓮肉(レンニク)、地骨皮(ジコッピ)
症状と使用目標	全身倦怠感、食欲不振、うつ傾向。 全身倦怠感、体重低下／食べ物がおいしくない／胃のあたりにもたれがあり食欲不振／下腹部の不快感 ● 疲れやすい。 ● 気力が出ない。 ● かぜをひきやすい。	全身倦怠感、易疲労性、食欲不振、貧血、皮膚が乾燥。 全身倦怠感／脱水気味で食欲低下／皮膚が乾燥して貧血傾向 ● 体重低下。 ● 手足の冷え。	イライラ、不眠、動悸、口渇、胃腸が弱い。 イライラ／口渇／肩こり／動悸／倦怠感 ● 尿意頻数。 ● 残尿感。 ● 排尿痛。

[子宮脱]
各処方の使用時期と期間

体力	急性期	亜急性期	回復期
丈夫 ↓ 普通 ↓ 虚弱		補中益気湯㊶ 清心蓮子飲⑪ 十全大補湯㊽	

- 高齢者の子宮脱に対する漢方治療は、軽度の症例に対しては有効なことがしばしば経験される。
- **補中益気湯**は全身倦怠感、食欲不振、うつ傾向を伴うものに投与される。2週間ほど投与されると全身倦怠感、食欲不振、うつ傾向などが改善され、食事もよく摂取しADLが改善する。1か月間ほど投与されると軽症の子宮脱は改善されることも経験される。
- **十全大補湯**や**清心蓮子飲**も同様な経過を示すことが多い。
- **十全大補湯**では投与2週間くらいで全身倦怠感、食欲不振が改善され、1か月ほど投与されると貧血症状や子宮脱症状が改善される。
- **清心蓮子飲**も投与1週間くらいでイライラ、不眠、動悸が改善され、1か月ほど投与すると頻尿、残尿感、排尿痛も子宮脱症状とともに改善される。効果があっても継続投与している症例が多い。

32 高齢者のための漢方薬服用法のコツ

入れ歯の患者への工夫

　漢方薬の剤型は、**煎剤**は別として**散剤、錠剤、丸剤**などもあるが、多くはエキス顆粒剤である。入れ歯を使用していることが多い高齢者では、そのまま漢方薬を内服すると入れ歯に漢方薬が残り、不快な感覚をもたらすことが多い。よって飲み方にいろいろな工夫が必要となる。

　漢方薬の名前には、「〜湯」、「〜散」、「〜飲子」、「〜丸」などの名前が記載されている。このなかで「〜湯」とは白湯に溶解して飲むと効果がある漢方薬である。「〜飲子」、「〜散」は、常温の水で内服しても効果がある漢方薬である。「〜丸」は、現代的にいうところの徐放薬である。

　このうちわれわれが最も多く内服している漢方薬は、「〜湯」のタイプである。よって入れ歯にエキス顆粒が残って不快なときには、**第1番目の方法**としては白湯に漢方薬を溶解して内服するのが最も適当な方法であると考える。また、白湯中に漢方薬のエキス顆粒が残ってしまうときには、電子レンジで1〜2分間加熱するとほとんど溶解する。この方法を用いれば、同時に2〜3種類の漢方薬を内服するときにも白湯中の顆粒エキスを溶解できる。ただ、一部冷服すると有効な漢方薬があるので、このときはあまり妥当な方法ではない。

　第2番目の方法としては、オブラートを用いる方法

である。現在のオブラートはいろいろな種類のものがある。三角形、四角形、円形、さらに立体的な構築となっていて、内部に漢方薬を入れて内服するタイプのものまである。さらに最近では、ゼリー状のオブラートまである。ゼリーを溶解して、その中にエキス顆粒を入れ、固めた物を内服する方法もある。しかもゼリーはチョコレート味、イチゴ味などいろいろな味がついているものまである。

以上のような方法を用いることで、入れ歯にエキス顆粒が混入することなく、漢方薬を内服できる。

嚥下障害の患者への工夫

次に、嚥下障害のあるときの漢方薬の内服方法について解説する。

高齢者は当然ながら、脳血管障害、パーキンソン症候群などの器質的疾患を合併しなくても、ドーパミンなどの脳代謝物質産生低下から嚥下機能の低下が起こってくる。よって嚥下障害が合併していることが多い。嚥下障害を合併すると、食形態はもとより内服薬などの服用にも注意を払う必要性がある。これによって嚥下性肺炎も予防し得る。

嚥下障害には、固形物に対するもの、液体物に対するもの、その両方に対するものがあるが、できれば嚥下外来を受診し、嚥下機能評価を受けたり、言語療法士による嚥下評価を行うべきである。嚥下障害のある症例は、原則、汁物にトロミを混ぜて汁物を固める。トロミは最初スプーン1～2杯から開始し、最大スプーン7～8杯まで加える。スプーン7～8杯のトロミを加えると、汁

物もほとんどゼリー状に固まってくる。固形物にトロミを加えることはないが、お粥などで嚥下障害をきたす症例には必要に応じてトロミを加えることがある。

　嚥下障害のある症例に漢方薬を内服させるときには、原則、白湯に溶解した漢方薬を用いるとよい。やや温度が低下したエキス顆粒の溶解液に、必要に応じてトロミを加えて固めていくと飲みやすくなる。嚥下障害のある症例に、トロミ入り漢方薬の溶解液を内服させるときには、少量ずつ飲ませるとよい。嚥下障害のある高齢者はADLが低下していることが多いので、少量の漢方薬を内服させても有効性が得られることが多い。

　トロミを加える方法以外には、ゼリー状のオブラートなどにエキス顆粒を入れて一緒に内服させる方法もある。

　以上のような方法で嚥下障害のある症例にも漢方薬を内服させるとよい。

まとめ

「1　漢方薬が高齢者に有効な理由」(p.2)で記述したように、高齢者の精神身体的な加齢の特徴がはっきりするのは、75歳を超えてからである。この年齢を超えてくると、精神的には認知症、身体的には運動器症候群（ロコモティブ症候群）による身体運動能力の低下が起こってくる。身体の運動能力が低下すると、当然ながらADLが低下し、食欲の低下や免疫能力の低下などが起こり、易感染症となり肺炎などを合併する。これが高齢者の症状として多いケースであると考えられる。

このようなケースの患者を治療するには、チームによる医療・介護・リハビリテーションが必要となる。さらには患者家族との相談役になる相談員やケアマネジャーなども必要となってくる。高齢者の治療は医療と介護が一体化することが多く、医療保険と介護保険が双方関係することとなる。また、街の支援センターなども随時関与することもある。在宅に復帰してからは、家族の理解はもちろん、住民の理解が必要ともなってくる。こう考えると、高齢者は、街全体が一つのチームを形成して医療や介護をすることが必要であると容易に理解される。

高齢者の特徴は、認知症、ロコモティブ症候群、摂食量の低下、易感染症などである。よって、これらの病態に起因する臨床症状に有効な漢方薬が診療に役立つと考えられる。

臓器別の考え方では、呼吸器疾患、消化器疾患、精神

神経疾患、整形外科疾患に関係した処方が多く、漢方医学的には補剤が多く、次いで利水剤や駆瘀血剤などである。

　補剤は高齢者の低下した体力を食欲や免疫力を改善することでバランス良く回復し、元気を取り戻す効果に優れている。とくに人参と黄耆という生薬から構成され、体力を回復するのに優れた参耆剤（補中益気湯、十全大補湯、人参養栄湯、加味帰脾湯）、抗老化作用がある補腎剤（六味地黄丸、八味地黄丸、牛車腎気丸）、気力や食欲を回復する気剤（補中益気湯、六君子湯）が補剤のグループである。

　水分代謝を回復する利水剤（五苓散、当帰芍薬散、苓桂朮甘湯、桂枝加朮附湯、麻杏薏甘湯）、血液、とくに微小循環を改善する駆瘀血剤（桂枝茯苓丸、治打撲一方）が補剤グループに次いで頻回に登場した。これは、高齢者は加齢現象によって気・血・水のバランスが低下していることが多いために、このような結果になったと考える。気・血・水のバランスを回復することによって、高齢者は臓器循環が回復し、結果、トータルな抗老化作用が発揮され、元気であった何年か前の体力に回復すると考えられる。

　漢方薬は、医師、看護師、薬剤師はもちろん、介護士、理学療法士も大変興味をもっているので、これを介してチーム医療を形成するのに大変優れたツールであると考える。さらには、治療対象になる患者とその家族も興味をもっていることが多いので、コミュニケーションをとるにも大変優れたツールである。

　本書ではビギナーのために厳選した56処方にしぼっ

ている。ここから一歩踏み込んだ漢方診療を知りたい方には医療関係者の方を対象とした漢方薬情報提供サイト"漢方スクエア"（http://www.kampo-s.jp/index.htm，会員登録〈無料〉が必要）の"情報誌・書籍／漢方ライブラリー／高齢者の漢方"にリンクしている筆者の前著**『チーム医療新時代 プライマリ・ケアのための高齢者疾患と初めに覚えたい、この処方』**をぜひご覧いただきたい。

　漢方医学が世の中に広まることによって、今後、より良い高齢者医療や介護が日本で展開されることを大いに期待する。

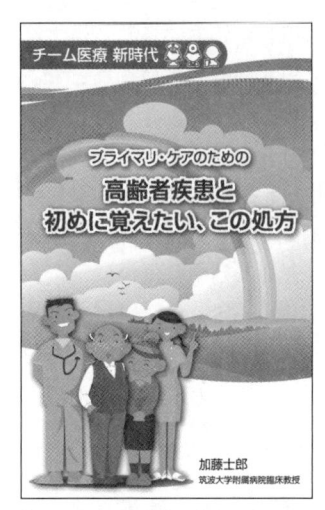

『チーム医療新時代 プライマリ・ケアのための高齢者疾患と初めに覚えたい、この処方』（医療関係者向けサイト"漢方スクエア"から PDF がダウンロードが可能）

必ず役立つ56処方の効能・効果

- 本文中のファーストラインで紹介した処方の効能または効果、本書掲載の項目番号を漢方薬の識別番号順にまとめた。
- 効能・効果、識別番号は株式会社ツムラの添付文書に準じた。

処方名	カッコントウ 葛根湯 ①	カッコントウカセンキュウシンイ 葛根湯加川芎辛夷 ②	ジュウミハイドクトウ 十味敗毒湯 ⑥
効能・効果	自然発汗がなく頭痛、発熱、悪寒、肩こりなどを伴う比較的体力のあるものの次の諸症：感冒、鼻かぜ、熱性疾患の初期、炎症性疾患（結膜炎、角膜炎、中耳炎、扁桃腺炎、乳腺炎、リンパ腺炎）、肩こり、上半身の神経痛、蕁麻疹	鼻づまり、蓄膿症、慢性鼻炎	化膿性皮膚疾患・急性皮膚疾患の初期、蕁麻疹、急性湿疹、水虫
項目	3, 14, 22, 24	27	30

処方名	八味地黄丸 ⑦	小柴胡湯 ⑨	柴胡桂枝湯 ⑩
効能・効果	疲労、倦怠感著しく、尿利減少または頻数、口渇し、手足に交互的に冷感と熱感のあるものの次の諸症：腎炎、糖尿病、陰萎、坐骨神経痛、腰痛、脚気、膀胱カタル、前立腺肥大、高血圧	1.体力中等度で上腹部がはって苦しく、舌苔を生じ、口中不快、食欲不振、時により微熱、悪心などのあるものの次の諸症：諸種の急性熱性病、肺炎、気管支炎、気管支喘息、感冒、リンパ腺炎、慢性胃腸障害、産後回復不全 2.慢性肝炎における肝機能障害の改善	発熱汗出て、悪寒し、身体痛み、頭痛、吐き気のあるものの次の諸症：感冒・流感・肺炎・肺結核などの熱性疾患、胃潰瘍・十二指腸潰瘍・胆のう炎・胆石・肝機能障害・膵臓炎などの心下部緊張疼痛
項目	20	4	4

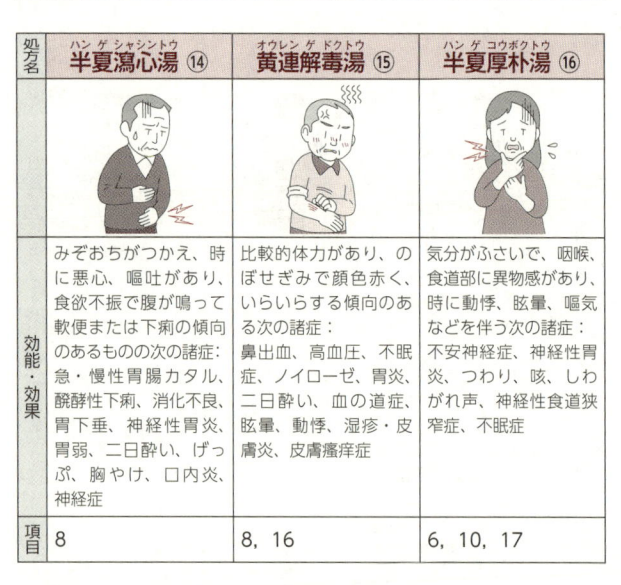

処方名	半夏瀉心湯 ⑭	黄連解毒湯 ⑮	半夏厚朴湯 ⑯
効能・効果	みぞおちがつかえ、時に悪心、嘔吐があり、食欲不振で腹が鳴って軟便または下痢の傾向のあるものの次の諸症：急・慢性胃腸カタル、醗酵性下痢、消化不良、胃下垂、神経性胃炎、胃弱、二日酔い、げっぷ、胸やけ、口内炎、神経症	比較的体力があり、のぼせぎみで顔色赤く、いらいらする傾向のある次の諸症：鼻出血、高血圧、不眠症、ノイローゼ、胃炎、二日酔い、血の道症、眩暈、動悸、湿疹・皮膚炎、皮膚瘙痒症	気分がふさいで、咽喉、食道部に異物感があり、時に動悸、眩暈、嘔気などを伴う次の諸症：不安神経症、神経性胃炎、つわり、咳、しわがれ声、神経性食道狭窄症、不眠症
項目	8	8, 16	6, 10, 17

処方名	ゴレイサン 五苓散 ⑰	ケイシカジュツブトウ 桂枝加朮附湯 ⑱	ボウイオウギトウ 防已黄耆湯 ⑳
効能・効果	口渇、尿量減少するものの次の諸症： 浮腫、ネフローゼ、二日酔い、急性胃腸カタル、下痢、悪心、嘔吐、眩暈、胃内停水、頭痛、尿毒症、暑気あたり、糖尿病	関節痛、神経痛	色白で筋肉軟らかくて水ぶとりの体質で疲れやすく、汗が多く、小便不利で下肢に浮腫をきたし、膝関節の腫痛するものの次の諸症： 腎炎、ネフローゼ、妊娠腎、陰嚢水腫、肥満症、関節炎、癰、癤、筋炎、浮腫、皮膚病、多汗症、月経不順
項目	9, 15, 20	22	21

処方名	ショウフウサン 消風散 ㉒	トウキシャクヤクサン 当帰芍薬散 ㉓	ケイシブクリョウガン 桂枝茯苓丸 ㉕
効能・効果	分泌物が多く、かゆみの強い慢性の皮膚病（湿疹、蕁麻疹、水虫、あせも、皮膚瘙痒症）	筋肉が一体に軟弱で疲労しやすく、腰脚の冷えやすいものの次の諸症；貧血、倦怠感、更年期障害（頭重、頭痛、眩暈、肩こりなど）、月経不順、月経困難、不妊症、動悸、慢性腎炎、妊娠中の諸病（浮腫、習慣性流産、痔、腹痛）、脚気、半身不随、心臓弁膜症	体格はしっかりしていて赤ら顔が多く、腹部は大体充実、下腹部に抵抗のあるものの次の諸症：子宮ならびにその付属器の炎症、子宮内膜炎、月経不順、月経困難、帯下、更年期障害（頭痛、眩暈、のぼせ、肩こりなど）、冷え症、腹膜炎、打撲症、痔疾患、睾丸炎
項目	30	19	18, 20, 22, 24

処方名	麦門冬湯（バクモンドウトウ）㉙	真武湯（シンブトウ）㉚	呉茱萸湯（ゴシュユトウ）㉛
	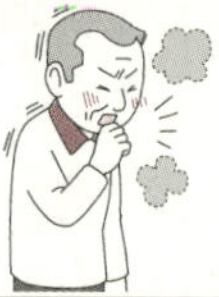	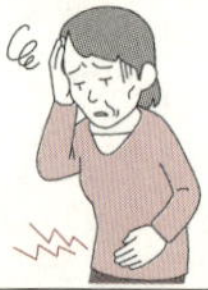	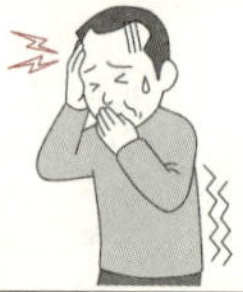
効能・効果	痰の切れにくい咳、気管支炎、気管支ぜんそく	新陳代謝の沈衰しているものの次の諸症： 胃腸疾患、胃腸虚弱症、慢性腸炎、消化不良、胃アトニー症、胃下垂症、ネフローゼ、腹膜炎、脳溢血、脊髄疾患による運動ならびに知覚麻痺、神経衰弱、高血圧症、心臓弁膜症、心不全で心悸亢進、半身不随、リウマチ、老人性瘙痒症	手足の冷えやすい中等度以下の体力のものの次の諸症： 習慣性偏頭痛、習慣性頭痛、嘔吐、脚気衝心
項目	4, 5, 9	12	14

処方名	半夏白朮天麻湯（ハンゲビャクジュツテンマトウ）㊲	苓桂朮甘湯（リョウケイジュツカントウ）㊴	猪苓湯（チョレイトウ）㊵
	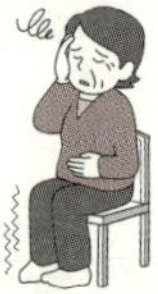	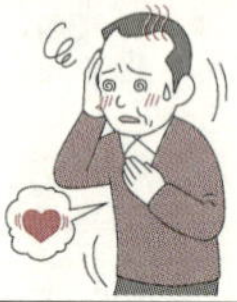	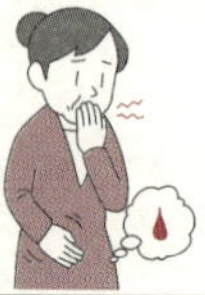
効能・効果	胃腸虚弱で下肢が冷え、眩暈、頭痛などがあるもの	眩暈、ふらつきがあり、または動悸があり尿量が減少するものの次の諸症： 神経質、ノイローゼ、眩暈、動悸、息切れ、頭痛	尿量減少、小便難、口渇を訴えるものの次の諸症： 尿道炎、腎臓炎、腎石症、淋炎、排尿痛、血尿、腰以下の浮腫、残尿感、下痢
項目	15	15	25

処方名	補中益気湯 ㊶	六君子湯 ㊸	釣藤散 ㊼
効能・効果	消化機能が衰え、四肢倦怠感著しい虚弱体質者の次の諸症：夏やせ、病後の体力増強、結核症、食欲不振、胃下垂、感冒、痔、脱肛、子宮下垂、陰萎、半身不随、多汗症	胃腸の弱いもので、食欲がなく、みぞおちがつかえ、疲れやすく、貧血性で手足が冷えやすいものの次の諸症：胃炎、胃アトニー、胃下垂、消化不良、食欲不振、胃痛、嘔吐	慢性に続く頭痛で中年以後、または高血圧の傾向にあるもの
項目	4, 5, 7, 11, 17, 31	6, 10, 11, 17	14, 18, 26

処方名	十全大補湯 ㊽	荊芥連翹湯 ㊾	潤腸湯 ㊿
効能・効果	病後の体力低下、疲労倦怠、食欲不振、寝汗、手足の冷え、貧血	蓄膿症、慢性鼻炎、慢性扁桃炎、にきび	便秘
項目	7, 19, 29, 31	27	13

必ず役立つ56処方の効能・効果

処方名	疎経活血湯 ㊵ ソケイカッケツトウ	抑肝散 ㊴ ヨクカンサン	麻杏甘石湯 ㊵ マキョウカンセキトウ
効能・効果	関節痛、神経痛、腰痛、筋肉痛	虚弱な体質で神経がたかぶるものの次の諸症：神経症、不眠症、小児夜なき、小児疳症	小児ぜんそく、気管支ぜんそく
項目	23	16	4

処方名	五淋散 ㊶ ゴリンサン	温清飲 ㊷ ウンセイイン	桂枝加芍薬湯 ㊿ ケイシカシャクヤクトウ
効能・効果	頻尿、排尿痛、残尿感	皮膚の色つやが悪く、のぼせるものに用いる：月経不順、月経困難、血の道症、更年期障害、神経症	腹部膨満感のある次の諸症：しぶり腹、腹痛
項目	25	8	12

処方名	トウカクジョウキトウ 桃核承気湯 ㊶	ゴシャクサン 五積散 ㊳	コウソサン 香蘇散 ㊸
効能・効果	比較的体力があり、のぼせて便秘しがちなものの次の諸症： 月経不順、月経困難症、月経時や産後の精神不安、腰痛、便秘、高血圧の随伴症状（頭痛、眩暈、肩こり）	慢性に経過し、症状の激しくない次の諸症： 胃腸炎、腰痛、神経痛、関節痛、月経痛、頭痛、冷え症、更年期障害、感冒	胃腸虚弱で神経質の人のかぜの初期
項目	18	23	3

処方名	チョウイジョウキトウ 調胃承気湯 ㊹	マキョウヨクカントウ 麻杏薏甘湯 ㊺	ヘイイサン 平胃散 ㊼
効能・効果	便秘	関節痛、神経痛、筋肉痛	胃がもたれて消化不良の傾向のある次の諸症： 急・慢性胃カタル、胃アトニー、消化不良、食欲不振
項目	13	21	11

必ず役立つ 56 処方の効能・効果

処方名	ダイオウカンゾウトウ **大黄甘草湯** ㉘	トウキインシ **当帰飲子** ㊆	ロクミガン **六味丸** ㊆
効能・効果	便秘症	冷え症のものの次の諸症： 慢性湿疹（分泌物の少ないもの）、かゆみ	疲れやすくて尿量減少または多尿で、時に口渇があるものの次の諸症： 排尿困難、頻尿、むくみ、かゆみ
項目	13, 16	28	9

処方名	ヂダボクイッポウ **治打撲一方** ㊆	セイハイトウ **清肺湯** ㊆	ダイボウフウトウ **大防風湯** ㊆
効能・効果	打撲による腫れおよび痛み	痰の多く出る咳	関節がはれて痛み、麻痺、強直して屈伸がたいものの次の諸症： 下肢の関節リウマチ、慢性関節炎、痛風
項目	24	4, 5	21

処方名	大建中湯 ⑩ (ダイケンチュウトウ)	辛夷清肺湯 ⑭ (シンイセイハイトウ)	牛車腎気丸 ⑰ (ゴシャジンキガン)
効能・効果	腹が冷えて痛み、腹部膨満感のあるもの	鼻づまり、慢性鼻炎、蓄膿症	疲れやすくて、四肢が冷えやすく尿量減少または多尿で、時に口渇がある次の諸症：下肢痛、腰痛、しびれ、老人のかすみ目、かゆみ、排尿困難、頻尿、むくみ
項目	6	27	23，26

処方名	人参養栄湯 ⑱ (ニンジンヨウエイトウ)	清心蓮子飲 ⑪ (セイシンレンシイン)	猪苓湯合四物湯 ⑫ (チョレイトウゴウシモツトウ)
効能・効果	病後の体力低下、疲労倦怠、食欲不振、寝汗、手足の冷え、貧血	全身倦怠感があり、口や舌が乾き、尿が出しぶるものの次の諸症：残尿感、頻尿、排尿痛	皮膚が枯燥し、色つやの悪い体質で胃腸障害のない人の次の諸症：排尿困難、排尿痛、残尿感、頻尿
項目	7，28，29	31	25

必ず役立つ56処方の効能・効果

処方名	サイレイトウ 柴苓湯 ⑭	ブクリョウインゴウハンゲコウボクトウ 茯苓飲合半夏厚朴湯 ⑯	ハイノウサンキュウトウ 排膿散及湯 ⑫
効能・効果	吐き気、食欲不振、のどの渇き、排尿が少ないなどの次の諸症： 水瀉性下痢、急性胃腸炎、暑気あたり、むくみ	気分がふさいで、咽喉、食道部に異物感があり、時に動悸、眩暈、嘔気、胸やけなどがあり、尿量の減少するものの次の諸症： 不安神経症、神経性胃炎、つわり、溜飲、胃炎	患部が発赤、腫脹して疼痛を伴った化膿症、瘍、癤、面疔、その他の癤腫症
項目	26	10	30

処方名	マオウブシサイシントウ 麻黄附子細辛湯 ⑰	カミキヒトウ 加味帰脾湯 ⑰
効能・効果	悪寒、微熱、全身倦怠感、低血圧で頭痛、眩暈あり、四肢に疼痛冷感あるものの次の諸症：感冒、気管支炎	虚弱体質で血色の悪い人の次の諸症： 貧血、不眠症、精神不安、神経症
項目	3	19、28、29

索引

- 詳述項目のページは**太字**で示した.
- ファーストライン処方のページは赤字で示した.

あ

赤ら顔 …… 109
汗 …… 20
安中散（アンチュウサン）⑤ …… **73**
胃炎 …… 53, **68**
易興奮性 …… 109
胃腸が弱い …… 200
胃腸障害 …… 101
胃のもたれ …… 65
イライラ …… 123, 200, 109
入れ歯の患者への工夫 …… **203**
胃瘻 …… 41
陰性の BPSD …… **113**
うつ …… 65
うつ傾向 …… 13, 200
温清飲（ウンセイイン）(57) …… 53, 214
嚥下障害の患者への工夫 …… **204**
嚥下性肺炎 …… **37**
嘔吐 …… 41
黄連解毒湯（オウレンゲドクトウ）⑮ …… 53, 109, 210

か

咳嗽 …… 26
喀痰の多い咳嗽 …… 26, 33
下肢の疼痛 …… **152**
下肢の冷え …… 13
下肢や関節の浮腫 …… 144
かぜ症候群 …… **11**, 17
肩こり …… 13, 59, 101, 123, 137, 149, 159, 176, 94
葛根湯（カッコントウ）① …… 13, 94, 149, 156, 159, 209
葛根湯加川芎辛夷（カッコントウカセンキュウシンイ）② …… 151, 176, 209
化膿し浸潤傾向の強い皮疹 …… 194
化膿性皮膚炎 …… **191**
下半身の冷え …… 137, 154, 159
下半身のむくみ …… 59
痂皮傾向のある皮疹 …… 194
過敏性腸症候群 …… 75
加味帰脾湯（カミキヒトウ）(137) …… 130, 182, 188, 218

かゆみ …… 182
関節の発熱や腫脹 …… 144
関節の変形 …… 144
乾燥性の咳嗽 …… 33
甘麦大棗湯(カンバクタイソウトウ)(72) …… 111
漢方薬の剤型 …… 203
漢方薬の名前 …… 203
既往に脳血管障害 …… 94
気剤 …… 207
機能性ディスペプシア …… 68
帰脾湯(キヒトウ)(65) …… 132
逆流性食道炎 …… 62
急性疾患に対する鉄則 …… 9
急性の血尿 …… 165
駆瘀血剤 …… 207
頸のこり …… 149, 123
繰り返す血尿 …… 165
荊芥連翹湯(ケイガイレンギョウトウ)㊿ …… 176, 213
経管流動食 …… 41
桂枝加芍薬大黄湯(ケイシカシャクヤクダイオウトウ)(134) …… 89
桂枝加芍薬湯(ケイシカシャクヤクトウ)(60) …… 79, 89, 214
桂枝加朮附湯(ケイシカジュツブトウ)⑱ …… 149, 156, 211
桂枝加竜骨牡蛎湯(ケイシカリュウコツボレイトウ)㉖ …… 111
桂枝人参湯(ケイシニンジントウ)(82) …… 96
桂枝茯苓丸(ケイシブクリョウガン)㉕ …… 96, 103, 123, 137, 149, 156, 159, 211
啓脾湯(ケイヒトウ)(128) …… 81
血疹 …… 194
血尿 …… 162
下痢 …… 53, 75, 79
眩暈 …… 98, 123
口渇 …… 165, 170, 200
口腔乾燥 …… 59
口腔乾燥症 …… 56
高血圧 …… 120, 123
香蘇散(コウソサン)(70) …… 13, 118, 215
口内炎 …… 50
項のこり …… 94, 159
興奮 …… 109
呼吸困難 …… 26
腰と(や)下肢の冷え …… 154, 170
五積散(ゴシャクサン)(63) …… 154, 215
牛車腎気丸(ゴシャジンキガン)(107) …… 139, 154, 167, 170, 217
呉茱萸湯(ゴシュユトウ)㉛ …… 94, 212
午前中に多い頭痛 …… 94, 123, 170
五淋散(ゴリンサン)(56) …… 165, 214
五苓散(ゴレイサン)⑰ …… 59, 96, 101, 137, 211

さ

柴胡桂枝湯(サイコケイシトウ)⑩ …… 20, 73, 210
臍部中心の冷え …… 79
柴苓湯(サイレイトウ)⑭ …… 170, 218
坐骨神経痛 …… 154
寒気 …… 13
残尿感 …… 165, 200
滋陰降火湯(ジインコウカトウ)(93) …… 28
滋陰至宝湯(ジインシホウトウ)(92) …… 28
子宮脱 …… 197
しぶり腹 …… 79
十全大補湯(ジュウゼンタイホトウ)㊽ …… 22, 35, 47, 118, 130, 188, 200, 213
十味敗毒湯(ジュウミハイドクトウ)⑥ …… 194, 209
潤腸湯(ジュンチョウトウ)(51) …… 87, 213
消化不良症状 …… 71
小柴胡湯(ショウサイコトウ)⑨ …… 20, 210

上肢と下肢の冷え……149
上肢の神経痛……149
上肢の疼痛……**147**
常習性便秘……87
小青竜湯(ショウセイリュウトウ)⑲……**15**
上半身の神経痛……149
上半身の疼痛……159
上半身ののぼせ……154, 159
上半身のほてり……59
消風散(ショウフウサン)㉒……194, 211
食後に心下部に不快感……71
食事をするときに喉が詰まる……41
褥瘡……**185**
食欲低下……13, 116
食欲不振……20, 33, 47, 65, **68**, 71, 130, 182, 188, 200
自律神経症状……20
辛夷清肺湯(シンイセイハイトウ)(104)……176, 217
心下部の膨満感……71
参耆剤……207
神経過敏……130
新陳代謝が低下した冷え……79
真武湯(シンブトウ)㉚……**15**, 79, 103, 212
頭痛……13, 20, 59, **91**, 94, 101, 123, 176
清心蓮子飲(セイシンレンシイン)(111)……200, 217
清肺湯(セイハイトウ)(90)……26, 33, 216
咳……47, 176, 182, 188
遷延したかぜ症候群……**17**
全身倦怠感……20, 33, 71, 116, 144, 188, 200
全身的なむくみ……59
喘息発作のような強い咳……26
相互作用の注意……7
疎経活血湯(ソケイカッケツトウ)(53)……**139**, 154, 214

た

大黄甘草湯(ダイオウカンゾウトウ)(84)……87, 109, 216
大建中湯(ダイケンチュウトウ)(100)……41, 79, **89**, 217
体重減少……47
大腸炎……**75**
大防風湯(ダイボウフウトウ)(97)……**132**, 144, 216
多汗……144
打撲……**157**
打撲による腫脹や疼痛……159
痰……26, 41, 47, 176, 182, 188
竹茹温胆湯(チクジョウンタントウ)(91)……**28**
治打撲一方(ヂダボクイッポウ)(89)……159, 216
調胃承気湯(チョウイジョウキトウ)(74)……87, 215
釣藤散(チョウトウサン)㊼……94, 123, 170, 213
腸の蠕動が不穏……79
猪苓湯(チョレイトウ)㊵……165, 212
猪苓湯合四物湯(チョレイトウゴウシモツトウ)(112)……165, 217
強い悪心……65
手足と腹部に冷え……94
手足の冷え……116, 71, 101
桃核承気湯(トウカクジョウキトウ)(61)……123, 215
動悸……20, 101, 200
当帰飲子(トウキインシ)(86)……182, 216
当帰芍薬散(トウキシャクヤクサン)㉓……103, **118**, 130, 211
疼痛……170
投薬の鉄則……8
投与時間……9
投与量の注意……9
ドライマウス……**56**

な

尿量減少……170
尿路感染症……162
人参湯(ニンジントウ)32……81
人参養栄湯(ニンジンヨウエイトウ)(108)……22, 35, 47, 132, 182, 188, 217
認知症……105, 113
膿疱……194
喉の乾燥感……26, 33
喉の詰まり……116
喉や胸が詰まる……65
のぼせ……20, 109, 123, 137, 149, 170

は

排尿痛……165, 200
排膿散及湯(ハイノウサンキュウトウ)(122)……194, 218
麦門冬湯(バクモンドウトウ)29……26, 33, 59, 167, 212
八味地黄丸(ハチミジオウガン)⑦……137, 167, 210
発熱……13, 41
腹が張る……65, 116
腹に冷え……79
腹に膨満感……79
半夏厚朴湯(ハンゲコウボクトウ)⑯……41, 65, 116, 210
半夏瀉心湯(ハンゲシャシントウ)⑭……53, 73, 81, 210
半夏白朮天麻湯(ハンゲハクジュツテンマトウ)37……101, 212
冷え症……130
膝関節痛……141
鼻汁……176
非定型抗酸菌症……44
微熱……20, 33, 47
皮膚乾燥……87
皮膚瘙痒症……179
皮膚の乾燥(感)……26, 33, 47, 59, 130, 182, 200
皮膚の散発性紅斑……194
皮膚の湿疹……176
鼻閉(感)……13, 176
貧血……47, 126, 130, 200
貧血傾向……188
頻尿……165, 200
不安……65, 182, 188
不穏……109
副作用の注意……7
腹痛……79
腹部にガスがたまり張る……87
腹部はやや緊張……87
茯苓飲合半夏厚朴湯(ブクリョウインゴウハンゲコウボクトウ)(116)……65, 218
浮腫……130, 137
不眠……47, 130, 182, 188, 200
平胃散(ヘイイサン)(79)……71, 215
便がコロコロしている……87
便秘……81, 109, 123
防已黄耆湯(ボウイオウギトウ)⑳……144, 211
補剤……207
補腎剤……207
補中益気湯(ホチュウエッキトウ)41……20, 33, 47, 71, 116, 167, 200, 213

ま

麻黄湯(マオウトウ)27……15
麻黄附子細辛湯(マオウブシサイシントウ)(127)……13, 218
麻杏甘石湯(マキョウカンセキトウ)(55)……26, 214
麻杏薏甘湯(マキョウヨクカントウ)(78)……144, 215
慢性に繰り返す口内炎……53
慢性副鼻腔炎……173

慢性閉塞性肺疾患	30
水太り体質	144
みぞおちにつかえる	65
耳鳴り	168
むくみ	101, 170

めまい ➡ 眩暈を見よ

や

夜間の咳	41
薬物動態	7
陽性のBPSD症状	105
腰痛	134, 137, 154
薏苡仁湯㊾	146
抑うつ気分	71, 116
抑肝散㊿	109, 214
抑肝散加陳皮半夏㊿	111

ら

利水剤	207

六君子湯㊸	35, 41, 65, 71, 116, 213, 22
苓桂朮甘湯㊴	101, 212
老人性皮膚瘙痒症	179
六味丸㊲	59, 139, 167, 216

欧文

BPSD(behavioral and psychological symptoms of dementia)	105, 113
COPD(chronic obstructive pulmonary disease)	30
functional dyspepsia(FD)	68
GERD(gastroesophageal reflux disease)	62
IBS(irritable bowel syndrome)	75

著者プロフィール
加藤 士郎 (KATO Shiro)

筑波大学附属病院臨床教授、野木病院副院長。
昭和57年獨協医科大学を卒業、同大学第一内科（現心臓・血管内科）に入局。昭和59年同大第一内科大学院に入局。昭和63年同大第一内科大学院卒業、医学博士取得、第一内科助手。平成7年同第一内科（現心臓・血管）講師。平成16年宇都宮東病院副院長兼任。平成21年野木病院副院長、筑波大学非常勤講師、筑波大学附属病院総合診療科に漢方外来開設。平成22年筑波大学附属病院臨床教授。
日本内科学会認定医。日本呼吸器学会専門医・指導医。日本東洋医学会専門医・指導医。日本老年医学会専門医。日本循環器学会会員。日本プライマリ・ケア連合学会会員。日本臨床生理学会評議員。日本脈管学会評議員。ATS（米国呼吸器学会）会員。ACCP（米国胸部疾患学会）会員。
筑波大学附属病院で漢方外来に従事するとともに、学生および研修医を中心に漢方の教育活動を行っている。

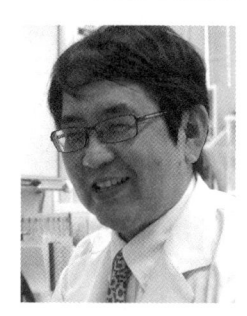

（写真 毎日新聞社提供）

中山書店の出版物に関する情報は，小社サポートページを
御覧ください．
https://www.nakayamashoten.jp/support.html

高齢者プライマリケア漢方薬ガイド
チーム医療で必ず役立つ56処方

2016年 3月 5日　初版第1刷発行　　〔検印省略〕
2017年 6月15日　　第2刷発行

著　者――――――加藤士郎
発行者――――――平田　直
発行所――――――株式会社 中山書店
　　　　　　　　〒112-0006　東京都文京区小日向4-2-6
　　　　　　　　TEL 03-3813-1100(代表)
　　　　　　　　振替 00130-5-196565
　　　　　　　　https://www.nakayamashoten.jp/
装　丁――――――ビーコム
本文デザイン ―― ビーコム
イラスト――――北川カズナ
印刷・製本―――三松堂株式会社

© Shiro KATO 2016
Published by Nakayama Shoten Co., Ltd.　　　　Printed in Japan
ISBN 978-4-521-74363-9
落丁・乱丁の場合はお取り替え致します

本書の複製権・上映権・譲渡権・公衆送信権(送信可能化権を含む)
は株式会社中山書店が保有します．

JCOPY　〈(社)出版者著作権管理機構 委託出版物〉
本書の無断複写は著作権法上での例外を除き禁じられています．
複写される場合は，そのつど事前に，(社)出版者著作権管理機構
(電話 03-3513-6969，FAX 03-3513-6979，info@jcopy.or.jp)の許諾を得てくだ
さい．

本書をスキャン・デジタルデータ化するなどの複製を無許諾で行う行為は，著作
権法上での限られた例外(「私的使用のための複製」など)を除き著作権法違反
となります．なお，大学・病院・企業などにおいて，内部的に業務上使用する目
的で上記の行為を行うことは，私的使用には該当せず違法です．また私的使用の
ためであっても，代行業者等の第三者に依頼して使用する本人以外の者が上記の
行為を行うことは違法です．